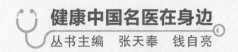

健康中国名医在身边

丛书主编　张天奉　钱自亮

护"甲"有方

甲状腺疾病一本通

吴学敏◎主编

U0263773

SPM 南方出版传媒

广东科技出版社 | 全国优秀出版社

·广州·

图书在版编目（CIP）数据

护"甲"有方：甲状腺疾病一本通 / 吴学敏主编. —广州：广东科技出版社，2022.1
（健康中国名医在身边 / 张天奉，钱自亮主编）
ISBN 978-7-5359-7758-8

Ⅰ. ①护… Ⅱ. ①吴… Ⅲ. ①甲状腺疾病—防治 Ⅳ. ①R581

中国版本图书馆CIP数据核字（2021）第205721号

护"甲"有方——甲状腺疾病一本通
HU "JIA" YOU FANG——JIAZHUANGXIAN JIBING YIBENTONG

出 版 人：严奉强
责任编辑：曾永琳　郭芷莹
封面设计：友间文化
插图绘制：蜉蝣蝣蝣　赵悦桐
责任校对：于强强
责任印制：彭海波
出版发行：广东科技出版社
　　　　　（广州市环市东路水荫路11号　邮政编码：510075）
销售热线：020-37607413
http://www.gdstp.com.cn
E-mail:gdkjbw@nfcb.com.cn
经　　销：广东新华发行集团股份有限公司
印　　刷：广州市彩源印刷有限公司
　　　　　（广州市黄埔区百合三路8号201栋　邮政编码：510700）
规　　格：787mm×1 092mm　1/16　印张10.75　字数215千
版　　次：2022年1月第1版
　　　　　2022年1月第1次印刷
定　　价：49.80元

本书编委会

主　编　吴学敏

副主编　王　丽　唐　程

编　委　杜　林　李　培　张乃文　陈　烁

　　　　　赵晓华　高胜男　赖杏荣　李　彤

　　　　　陈彬钦　邓　佳　徐慧琛　孙丹阳

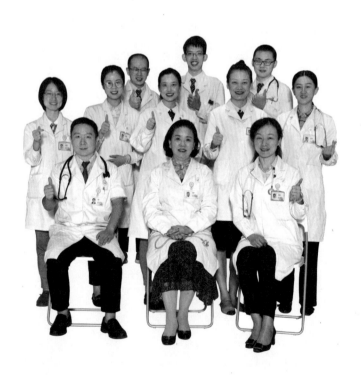

仝序

近年来，如何预防"亚健康"状态成为社会上的热门话题。随着生活水平的提高，人们对自身健康的要求也有了进一步的提高，对健康的关注焦点从"能治病、治好病"逐渐转变为"不生病、少生病"。预防疾病的发生，成为绝大部分人的新需求、新期待。

党和国家高度重视人民健康。早在2016年，中共中央、国务院就印发了《"健康中国2030"规划纲要》（以下简称《规划纲要》），并发出通知，要求各地区各部门结合实际认真贯彻落实。《规划纲要》提出"充分发挥中医药独特优势"，要求提高中医药服务能力，发展中医养生保健治未病服务，推进中医药继承创新。2019年，国家卫生健康委员会也制定了一份详尽的发展战略《健康中国行动（2019—2030年）》，战略中提到要树立"大卫生、大健康"理念，并坚持预防为主、防治结合的原则，以基层为重点，以改革创新为动力，中西医并重。

在这一时代背景下，本套丛书应运而生，旨在引导群众建立正确的健康观，形成有利于健康的生活方式、生态环境和社会环境，促进以治病为中心向以人民健康为中心转变，响应国家"健康中国"战略号召，推动我国中医药事业的发展，推动医疗卫生工作重心下移、医疗卫生资源下沉，普及医学知识，提高大众对医学常识的掌握程度。

在为大众带来健康知识的同时，本套丛书也为发扬中医精神，强调中医"治未病"理念尽了一份力。本套丛书普及了中医药知识，并有大量易于掌握的中医保健方法。读者可以自学、自用，在家进行保健活动，将中医药优势与健康管理结合，从而实现中医药健康养生文化的广泛传播和运用。同时，本套丛书由各科中医药带头人担任主编，实现了对当代名中医经验的传承与弘扬。书中内容结合现代人的生活特点，既有传承又有创新，打造了适合当代人保健养生的新方法，是对中医药文化的创新性发展。

本套丛书以生活保健为主要内容，从常见病和生活保健知识入手，向大众提供可行的健康指导和常识科普。本套丛书从知识性来说，是专业、翔实的；从风格来说，是轻松、活泼的。本套丛书选取了大众较为熟悉的健康议题，有颈肩腰腿痛、骨科疾病、肛肠疾病、肺病、心脏病、甲状腺疾病和睡眠问题这类生活中常见的健康问题，也有糖尿病这种在中国发病率较高、受到广泛关注的慢性病，此外，还特别关注了女性和儿童的健康问题，选取了乳房知识、孕产知识和小儿推拿等议题来进行科学普及。每一册书都有自己的特点，例如《手到痛除——颈肩腰腿痛一本通》一书着重讲解了针对颈肩腰腿痛的按摩、训练方法，《防"糖"大计——糖尿病一本通》则详细介绍了糖尿病从发病机制到应用药物的知识。对于普通读者来说，这是一套十分适合在平时翻阅、查询的手边保健书；而对于中医人来说，这也是一套真正能够走入群众中去、"接地气"的中医普及书。

中国科学院院士

2021年12月5日

沈序

中共中央、国务院高度重视人民卫生健康事业。2016年8月，习近平总书记在全国卫生与健康大会上强调"没有全民健康，就没有全面小康"，又做了具体阐明："健康是促进人的全面发展的必然要求，是经济社会发展的基础条件，是民族昌盛和国家富强的重要标志，也是广大人民群众的共同追求。"

2016年，中共中央、国务院发布了《"健康中国2030"规划纲要》，确立了"以人民健康为中心"的大健康观。《规划纲要》中提到要发挥中医"治未病"的优势，指明要发挥中医药在慢性病防治中的作用。

国家中医药管理局启动了"治未病"健康工程，并制定出台了《中医医院"治未病"科建设与管理指南（试行）》，这不仅为"治未病"学科建设增加了更多使用内涵，更为提升全民健康素质做出了重大决策。

早在几千年前，我们的祖先就已提出"治未病"的学术观点，并传承至今。《黄帝内经·素问·四气调神大论篇》曰："是故圣人不治已病治未病，不治已乱治未乱，此之谓也。夫病已成而后药之，乱已成而后治之，譬犹渴而穿井、斗而铸锥，不亦晚乎！"国家提出的"健康中国"概念与中医"治未病"的思想不谋而合。对于疾病的防治，关键在一个"早"字，疾病要早预防、早治疗，才能把疾病对人体的损害控制在最低程度。对于国家来说，提高人民的健康水平，就需要将疾病防控的重点落在基层，让"医疗资源下沉"；而对于广大人民群众来说，掌握健康与疾病的基本知识是预防疾病的关键和基础。

上工治未病，"健康中国名医在身边"这个系列，即是为了让广大人民群众掌握健康与疾病的基本知识而出版的一套丛书。此丛书从广大群众感兴趣的防治议题入手，把复杂的、难以理解的专业术语，用通俗易懂的语言表达出来，起到了较全面地普及常见疾病防治知识的作用。丛书内容生动丰富，简易实用，较全面地涵盖了中医药防治疾病的基础知识，弘扬了中医学防治疾病的精神内涵。此套丛书实用价值高，它普及了大健康概念，尤其对指导广大人民群众正确预防疾病、促进患者早日康复大有益处，诚属难能可贵之作，故乐而为序。

国医大师 沈宝藩

2021年12月6日

前言

中医药是中华文明的瑰宝，护佑中华民族繁衍生息，让中华儿女屹立于世界民族之林。饱经岁月磨砺与历史沉淀的中医药学，包含着中华民族几千年的健康养生理念及其实践经验，凝聚着中华民族的博大智慧。在应对卫生挑战、推进卫生合作、推动完善公共卫生治理方面，中医药潜力无限，日益发挥着独特而重要的作用。

与此同时，在世界范围内，中医药正在得到越来越多的认可。2019年5月，第七十二届世界卫生大会审议通过了《国际疾病分类第十一次修订本》，首次将起源于中医药的传统医学纳入其中。民族的才是世界的，中医药将为全球健康管理贡献中国智慧、中国方案。

2016年10月，中共中央、国务院印发了《"健康中国2030"规划纲要》，《规划纲要》以提高人民健康水平为核心，从健康生活、健康膳食、健康体质、健康服务、健康保障、健康环境、健康产业、卫生体制八大方面全面解读了健康热点问题，普及了健康中国的基本知识，揭示了健康中国的战略意义，描绘了健康中国的美好远景，推动了健康中国战略的有效落地。

为了响应健康中国建设，我们通过编辑出版"健康中国名医在身边"丛书，以专家的视角和权威的声音，普及中医药的相关基本知识，提高大众对医学常识的掌握程度，特别是为常见病、慢性病患者提供防治指导，以提高他们的生活质量，同时解读社会关注、百姓关切的健康热点问题，倡导自主自律的健康生活方式。

"健康中国名医在身边"丛书将分辑出版，旨在使读者读有所得、读有所获。健康是促进人们全面发展的必然要求，是经济社会发展的基础条件。实现国民健康长寿，是国家富强、民族振兴的重要标志，也是全国各族人民的共同愿望。希望本丛书能为推进健康中国建设，提高人民的健康水平贡献自己的一份力量。

目录
Contents

带你认识甲状腺

· 甲状腺的自我介绍　　/ 002
· 甲状腺虽小，却有大作用　　/ 005

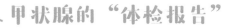

甲状腺的"体检报告"

· 几个简单的动作，就能了解甲状腺　　/ 016
· 抽血化验，看看甲状腺功能变没变　　/ 018
· 甲亢？甲减？摄碘率检查来鉴别　　/ 021
· 5个重点，助你快速看懂彩超报告　　/ 024
· 结节是良性还是恶性？穿刺检查来定性　　/ 028

甲状腺的常见疾病

· 消瘦、易激动、食欲亢进，当心是甲亢 / 032

· 突眼、大眼，可能是甲状腺出了问题 / 040

· 疲劳、困倦、体重增加，可能是甲减 / 044

· 甲亢、甲减两者并存，原来是"桥本" / 051

· 有良恶性之分的甲状腺结节 / 056

· 甲状腺癌其实并没有那么可怕 / 062

· 甲状腺也会"感冒"？原来是亚甲炎 / 067

· 甲状腺也会超重？原来是甲状腺肿 / 073

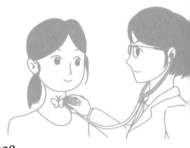

治疗甲状腺疾病有奇招

· 态靶因果，中医对甲状腺疾病的诊治方略 / 078

· 辨证论治，改善甲状腺疾病症状的中药内服方 / 082

· 联合应用，改善甲状腺疾病症状的中医外治法 / 093

· 药食同源，甲状腺疾病的相关食疗药膳 / 098

· 体质调节，甲状腺疾病与体质的关系 / 108

· 情绪调节，甲状腺疾病的情绪稳定法 / 113

· 合理运动，甲状腺疾病的运动疗法 / 116

走出甲状腺疾病误区

- 想要宝宝但我有甲亢不能怀孕 / **120**
- 甲减怀孕，还不快停药 / **122**
- 甲状腺结节，十有八九会恶变 / **124**
- 亚甲炎和感冒，傻傻分不清 / **126**
- 患了甲减，就要多补碘 / **129**
- 是药三分毒，指标都正常了，还不快停药 / **131**
- 结节早切早轻松，以免夜长梦多 / **134**
- 心脏怦怦跳，我肯定得了心脏病 / **136**
- 多吃碘会更聪明 / **137**

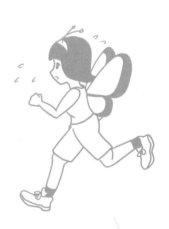

呵护甲状腺健康从生活做起

- 优生优育记得查甲状腺哟 / **140**
- 海带虽美味，可不要多吃哟 / **142**
- 心情美丽，甲状腺才会健康 / **146**
- 低碘多硒，桥本先生远离你 / **147**
- 甲状腺疾病"偏爱"女性的原因 / **149**
- 甲状旁腺是甲状腺的"好邻居" / **151**
- 甲状腺疾病手术需谨慎 / **153**
- 揭开碘-131神秘的面纱 / **155**
- 甲状腺疾病的高危人群 / **157**

带你认识
甲状腺

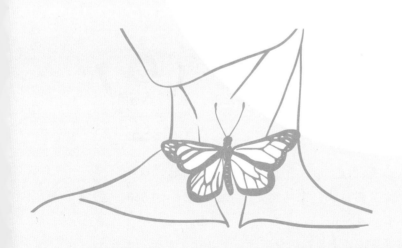

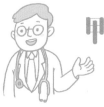

甲状腺的自我介绍

　　拥有像天鹅一样纤细修长的脖子，是每一个爱美女孩的梦想，光滑紧致的脖子往往被视作美丽的象征，可以衬托出高贵优雅的气质。只是大多数人都不知道，在脖子的前方，还"寄居"着一只美丽的"蝴蝶"——甲状腺。

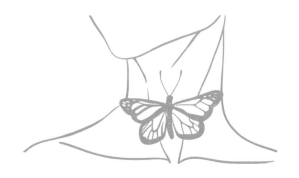

　　名字：甲状腺

　　长度：4～5cm

　　重量：20～30g（女性的甲状腺要比男性的甲状腺稍重一些）

　　颜色：棕红色

　　形状：略呈"H"形，并且拥有一双美丽的"翅膀"，"翅膀"上方呈圆锥状，上端稍尖，上、下径长4～5cm，宽2～2.5cm，厚1.5～2cm。

　　位置：甲状腺位于颈部的中下方，甲状软骨前面，也就是人们常说的喉结下方2～3cm处。

甲状腺可以随着吞咽上下移动，两只"翅膀"贴附在喉下部和气管上部的外侧面，上达甲状软骨中部，下抵第6气管软骨处，甲状腺多位于第2—第4气管软骨前方。由于甲状腺"身量纤纤"，通常人们既看不到也摸不到。当患者由于种种原因生病影响到甲状腺时，甲状腺会变得和以往有些不太一样，体形可能会变胖，触感可能会变粗糙，这时就可以直接观察或触摸到甲状腺。

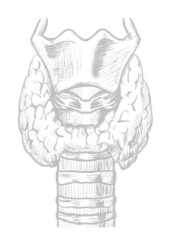

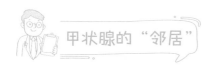
甲状腺的"邻居"

在守护人们身体健康的神圣使命中，甲状腺并非孤军奋战，它还有其他"小伙伴"。

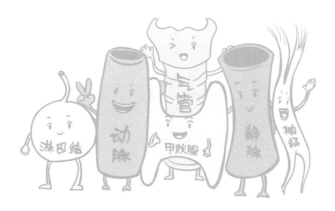

当甲状腺生病，体形变胖时可能会压迫气管和食管，严重时可导致气管软骨环软化，导致人们出现呼吸、吞咽困难的症状；若压迫到喉返神经，人们可能出现声音嘶哑等症状。但大多数时候它们各司其职、通力合作，为人们的健康保驾护航。

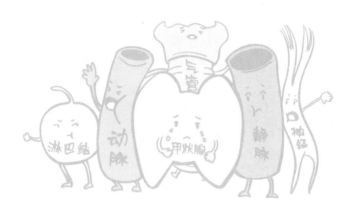

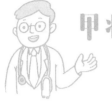

甲状腺虽小，却有大作用

大家听说过"蝴蝶效应"吗？

"蝴蝶效应"最常见的一种阐述是："一只南美洲热带雨林中的蝴蝶，偶尔扇动几下翅膀，可能会在两周后引起美国的一场龙卷风。"

地球气候是一个完整的系统，蝴蝶翅膀的运动可引起微弱气流的产生，而微弱气流又会影响四周空气运动的轨迹，由此而引起的连锁反应，人们称其为"蝴蝶效应"。

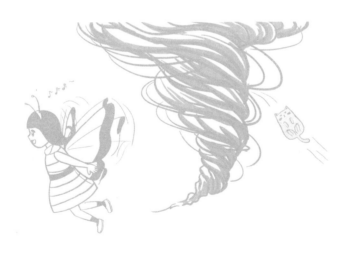

对于人体来说，甲状腺就是身体中的"蝴蝶"，直接参与了人体内分泌代谢系统的调控，一旦"蝴蝶"出现异常，引起"蝴蝶效应"，就可能使身体其他内分泌腺体掀起轩然大波。

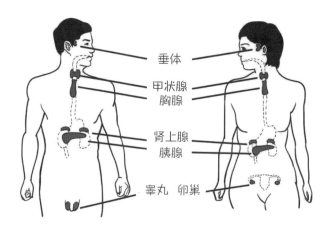

垂体
甲状腺
胸腺
肾上腺
胰腺
睾丸　卵巢

　　甲状腺这么厉害，是不是有什么"特异功能"呀？

　　原来，甲状腺的"特异功能"主要是摄取碘，然后生产出甲状腺激素。

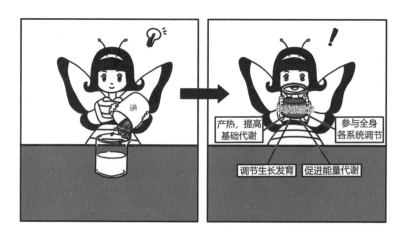

小贴士
　　小贴士
　　碘在元素周期表中排行第53，是人体必需的微量元素，在海洋生物如海带、海鱼和贝类等动植物中含量较高。碘可被甲状腺滤泡摄取从而产生甲状腺激素，为保持甲状腺激素的正常产生，每天的碘元素摄取量应为0.2～0.3mg，过多或过少的碘摄入都会影响到甲状腺健康哦。

神奇的甲状腺激素

　　甲状腺激素通过血液运输到全身各个器官、系统，从而发挥"蝴蝶效应"。

甲状腺激素与生长发育

　　甲状腺释放出的甲状腺激素可促进组织的生长、发育和分化，且在婴儿时期最为明显，在出生后前五个月内影响最大。它主要促进骨骼、脑和生殖器官的生长发育。

　　若没有甲状腺激素，垂体的生长激素也不能发挥作用，缺乏甲状腺激素容易引起呆小病。

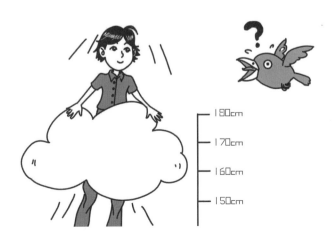

甲状腺激素与代谢产热

　　甲状腺释放出的甲状腺激素可增加机体耗氧量，从而使机体产热增加，就好比加入助燃剂可使炭火燃烧得更快，甲状腺激素对于提高人体代谢产热、增加机体物质代谢率也可起到类似"助燃剂"的作用，这就不难理解为什么甲状腺功能亢进症（体内甲状腺激素含量多）患者怕热，而甲状腺功能减退症（体内甲状腺激素含量少）患者怕冷。

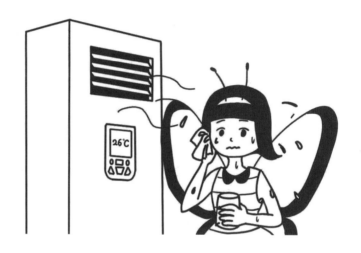

甲状腺激素与能量代谢

　　甲状腺激素对体内三大营养物质的代谢起到十分重要的作用。

　　糖代谢：甲状腺激素促进小肠黏膜对糖的吸收，肝糖原分解；促进外周组织对糖的利用，血糖下降。

脂代谢：甲状腺激素刺激脂肪的合成与分解，因此甲状腺功能亢进症（简称为甲亢）的患者体重减轻，血甘油三酯、胆固醇等脂类水平降低。

蛋白质代谢：甲状腺激素促进蛋白质分解。

总之，甲状腺激素加速了三大营养物质代谢，特别是促进许多组织的糖、脂肪及蛋白质的分解氧化过程，从而增加机体的耗氧量和产热量。

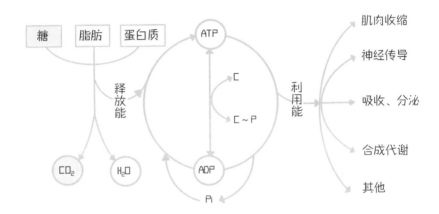

甲状腺激素对全身各系统的调节作用

1 对神经系统影响

甲亢：

（1）注意力不易集中。

（2）多愁善感、喜怒失常。

（3）烦躁不安、睡眠不好而且多梦。

（4）肌肉纤颤。

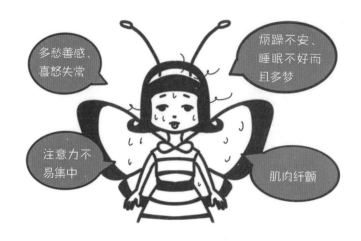

甲状腺功能减退（简称为甲减）：

（1）记忆力减退。

（2）说话、行动迟缓。

（3）表情淡漠，精神倦怠。

（4）嗜睡。

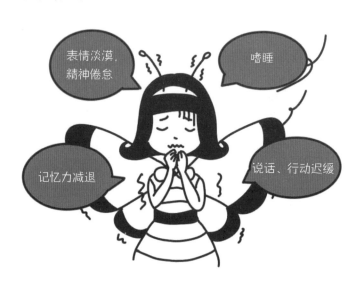

（2）对心血管系统影响

甲状腺激素对心脏的影响也尤为重要。

甲亢：心率增快，心悸、心慌，有些人甚至会出现心律失常，如房颤等。

甲减：常常有心率的减慢。

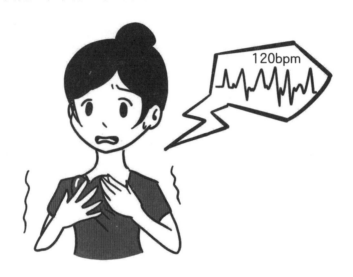

（3）对消化系统影响

甲状腺激素对肠道的蠕动亦有影响。

甲亢：由于甲状腺激素可刺激肠道蠕动，一般表现为大便次数增多。由以前大便每天1次，变为每天4～5次，甚至更多。有些严重的患者还可出现腹痛、恶心呕吐等症状。

甲减：肠道蠕动减慢，常出现便秘，有些人可能吃的并不多，但体重还在增加。

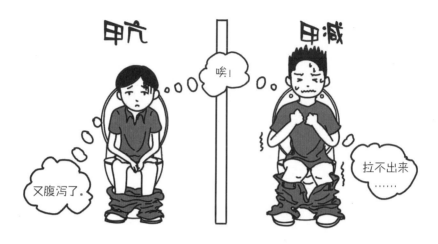

4 对骨骼系统影响

甲状腺激素可以加快骨的吸收和形成转换，长期甲亢可导致骨量减少和骨质疏松。严重时还会出现轻度高血钙、高尿钙。

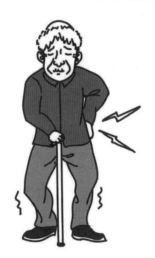

5 对内分泌生殖系统影响

甲亢和甲减均会出现排卵障碍，严重者甚至出现不孕。甲减的患者还会导致血清泌乳素水平升高，也会影响排卵。

总之，正常情况下甲状腺激素处于一种相对平衡的状态，既不会多也不会少。若是某种疾病导致甲状腺激素异常，就会出现相应的表现，需及时到医院就诊。

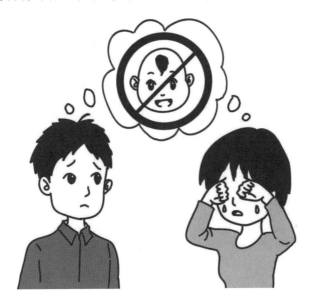

甲状腺的
"体检报告"

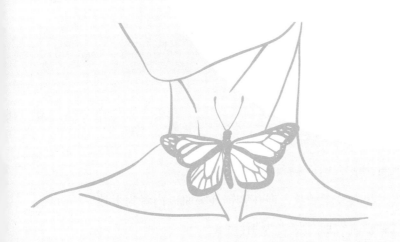

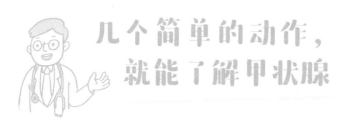

几个简单的动作，就能了解甲状腺

当甲状腺生病时，常出现肿大、结节等症状，此时就需要对甲状腺进行细致的查体。

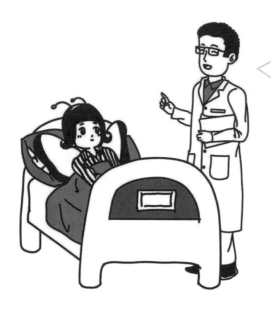

你好，我是你的主治医生，麻烦你配合我进行身体检查，谢谢！

① 看一看，看看甲状腺胖没胖

关于甲状腺肿大，一般分为三度。

（1）不能看出肿大但能触及者为Ⅰ度。

（2）能看出肿大又能触及，但在胸锁乳突肌以内者为Ⅱ度。

（3）超过胸锁乳突肌外缘者为Ⅲ度。

② 摸一摸，了解甲状腺的情况

医生双手触诊甲状腺的质地、表面情况，看有无压痛、震颤等，触摸的部位包括甲状腺腺叶和甲状腺峡部，可从前面检查，也可从后面检查。

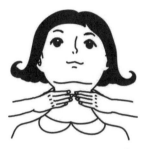 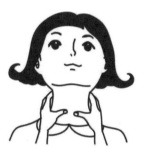

从患者的后面开始检查　　　　从患者的前面开始检查

对肿大或长结节的甲状腺进行检查时，还要特别注意询问患者病史以及观察肿胀部位的大小、数目、质地、活动度等。

③ 听一听，听听甲状腺的声音

听听甲状腺是否有吹风样或"嗡嗡"的血管杂音。

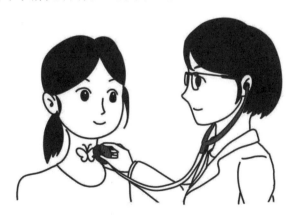

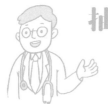

抽血化验，看看甲状腺功能变没变

当甲状腺"生病"时，免不了要抽血化验，看看功能有没有改变，其中最重要的一项是甲状腺功能。

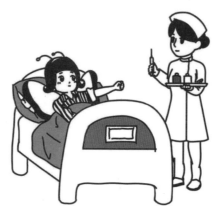

甲状腺功能检查实际上就是检测血液中T_4和T_3这两种激素的水平（甲状腺功能可以理解为甲状腺合成、分泌甲状腺激素的能力）。

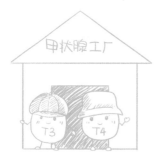

1. 在甲状腺这个大"工厂"里，主要生产两种激素，一种是甲状腺素（T_4），另外一种是三碘甲腺原氨酸（T_3）。

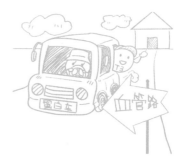

2. 在甲状腺出来后，一部分T_3和T_4与蛋白结合，在血管中前往靶细胞（目的地）。

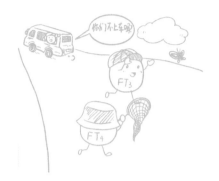

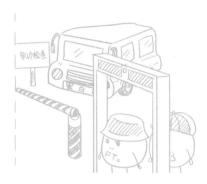

3．但有一部分T_3和T_4不与蛋白结合，而是游离在血液中，我们称之为FT_3和FT_4。

4．通过甲状腺功能检查，我们可以知道与蛋白结合的T_3、T_4的浓度，也可以知道FT_3、FT_4的浓度。

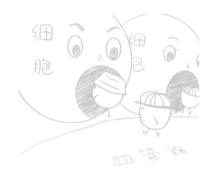

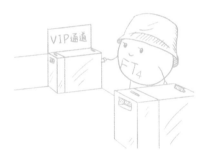

5．人体组织只能识别和利用游离的FT_3和FT_4。

6．FT_3和FT_4，尤其是FT_4是甲状腺功能检查的重点关注对象。

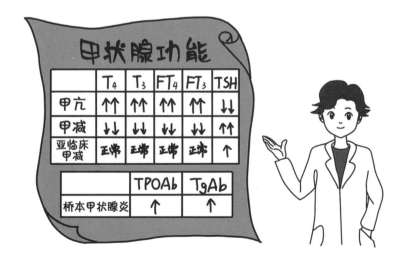

甲状腺功能

	T_4	T_3	FT_4	FT_3	TSH
甲亢	↑↑	↑↑	↑↑	↑↑	↓↓
甲减	↓↓	↓↓	↓↓	↓↓	↑↑
亚临床甲减	正常	正常	正常	正常	↑

	TPOAb	TgAb
桥本甲状腺炎	↑	↑

另外，因为腺垂体分泌的促甲状腺激素（TSH）对甲状腺激素的产生发挥重要的调节作用（促进作用），所以甲状腺功能的检查还包括促甲状腺激素（TSH）的测定。另外，检查中还包括了甲状腺过氧化物酶抗体（TPOAb）、抗甲状腺球蛋白抗体（TGAb），它们的升高往往提示甲状腺自身免疫性疾病的出现，如桥本甲状腺炎等，还可辅助医生判断甲亢或甲减的原因。

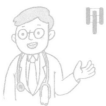

甲亢? 甲减?
摄碘率检查来鉴别

心慌、出汗,有甲亢的症状,甲状腺功能异常就一定是甲亢吗?

不一定! 那我们该怎么确定甲亢呢?

这时,我们就可以进行甲状腺摄碘率检查,不仅可以鉴别甲亢,对其他疾病也有辅助诊断作用。

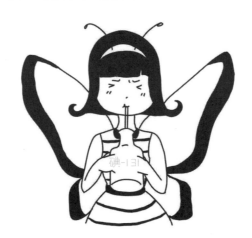

 甲状腺摄碘率检查的作用

甲状腺摄碘率检查通常用来诊断及辅助鉴别诊断甲状腺疾

A.诊断甲亢	B.作为碘治疗甲亢或甲状腺显像时的投药剂量的参考依据	C.亚急性甲状腺炎或慢性淋巴细胞性甲状腺炎的辅助诊断与投药剂量的参考依据

病，主要体现在以下几个方面。

甲状腺摄碘率检查可了解甲状腺的功能状态，辅助诊断甲状腺疾病。正常值为3小时碘−131吸收率是5%～25%，24小时碘−131吸收率是20%～45%。

摄碘率增高

摄碘率增高常见于：

（1）甲状腺功能亢进症，除摄取率增加外，多出现摄取高峰前移（正常在24小时出现高峰），高峰多出现于3～6小时。

（2）缺碘性甲状腺肿及单纯性甲状腺肿。

（3）先天性甲状腺功能减低，如耳聋−甲状腺肿综合征。

（4）药物影响，口服雌激素类避孕药可见摄碘率增高。

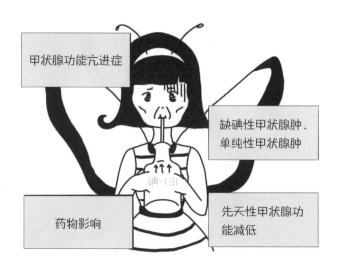

摄碘率降低

摄碘率降低常见于：

（1）原发性甲状腺功能减退症。

（2）继发性甲状腺功能减退症。

（3）亚急性非化脓性甲状腺炎。

（4）药物影响，如服用含碘药物。

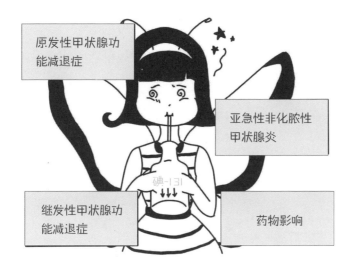

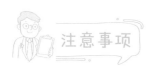

（1）检查前，要忌口。不吃含碘食物，如海带、紫菜、鱼虾等；停服含碘及影响甲状腺功能的药物，如碘化物、甲状腺素、抗甲状腺药物等。

（2）检查时，要空腹。

（3）避免妊娠期、哺乳期检查。

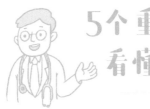

5个重点，助你快速看懂彩超报告

影像学检查是甲状腺诊断过程中不可或缺的一步，超声是首选的检查方法。CT、核磁共振不作为常规甲状腺检查手段。

接下来着重介绍一下甲状腺彩超。

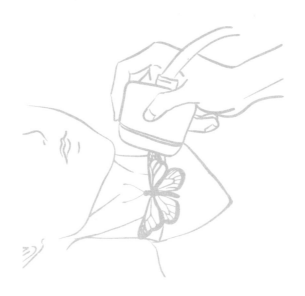

当我们看到甲状腺彩超报告时，脑袋里可能就一个字"蒙"，让我们一起来找找重点，看看如何初步看懂甲状腺彩超报告。

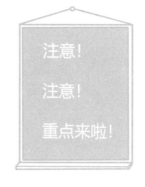

注意！

注意！

重点来啦！

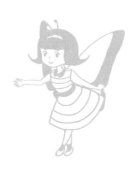

🧴 重点1：看位置

甲状腺位于第5颈椎和第1胸椎之间，喉结下方2cm处。若甲状腺不出现在舌头根部或胸骨后等位置，就称为"异位甲状腺"。

🧴 重点2：测大小

两叶：通常用"高度×宽度×厚度"来记录，对应的正常值范围为（45～60mm）×（15～25mm）×（15～20mm）。

峡部：通常用厚度来记录，正常范围在2～5mm。

一般情况下甲状腺的左右两叶对称，报告中以正常、肿大、缩小来进行表述。甲状腺肿大常见于桥本甲状腺炎、甲状腺功能亢进症等；甲状腺缩小常见于碘-131治疗后、甲状腺部分切除术后等。

🧴 重点3：查回声

回声是否均匀？均匀表示甲状腺实质正常。若回声不均匀则提示甲状腺出现实质病变，如桥本甲状腺炎、甲状腺功能亢进症等疾病。

回声强度如何？当有甲状腺结节时，回声强度可增高。

🧴 重点4：探血流

若出现"火海征"（甲状腺彩超上布满红蓝色斑点，仿佛一片火海），说明血流异常丰富，一般常见于甲亢患者。对于甲状腺结节，彩超也可以探测出相应的血流信号。若是恶性结节，其生长迅速，需要丰富的血液供应，所以恶性结节内部可见血流信号增多。

重点5：找结节

对于甲状腺结节，可通过结节的数量（单个或多个）、大小、形态（椭圆形、类圆形、不规则形）、边界（结节与周围正常甲状腺组织的分界，清晰或模糊）、边缘是否光滑完整等进行描述，也可观察结节内部的结构，分清是实性、囊性还是囊实性结节。以下表格可帮助大家辨别良、恶性结节。

表1　2017 ACR TI-RADS积分表

成分积分	回声积分	形态积分	边缘积分	强回声积分
囊性或几乎完全囊性或海绵样0分	无回声0分	横径大于纵径0分	光滑或模糊0分	无强回声或大彗星尾征0分
囊实混合性1分	高回声或等回声1分			粗钙化1分
实性或几乎完全实性2分	低回声2分		分叶或不规则2分	周围钙化2分
		横径小于纵径3分	向甲状腺外延伸3分	点状强回声3分
得分	得分	得分	得分	得分

注：以上五种超声表现，分别评分，计算总得分决定TI-RADS分级。

表2　2017 ACR TI-RADS分级及穿刺建议

总积分	分级	恶性风险	建议
0分	TI-RADS 1级	良性	不需要FNA
2分	TI-RADS 2级	不怀疑恶性	不需要FNA
3分	TI-RADS 3级	低度可疑恶性	若结节≥2.5cm行FNA，若结节≥1.5cm定期随访
4~6分	TI-RADS 4级	中度可疑恶性	若结节≥1.5cm行FNA，若结节≥1.0cm定期随访
≥7分	TI-RADS 5级	高度可疑恶性	若结节≥1cm行FNA，若结节≥0.5cm定期随访

注：本表格参考2017年美国放射学会甲状腺结节分级系统；TI-RADS：甲状腺影像、报告和数据系统。

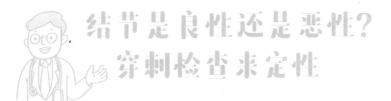

结节是良性还是恶性？穿刺检查来定性

在甲状腺彩超报告上，通常会看到甲状腺结节的字样，一般情况下，彩超可以对结节的性质做出初步的判断，但当结节性质不明确或提示恶性风险较高时，就需要进一步做精细的检查，这时候穿刺检查就要"大显神通"了。

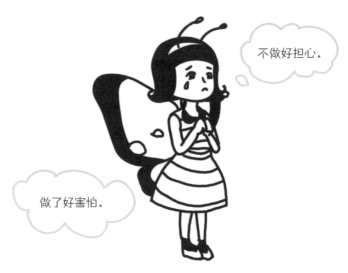

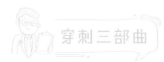

（1）在超声引导下确认检查部位。

（2）用细针吸取甲状腺组织。

（3）对吸取的组织细胞进行显微镜检查。

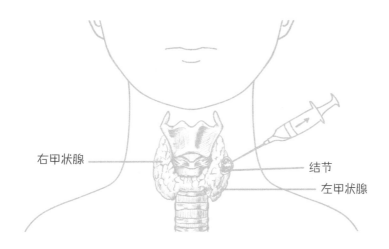

右甲状腺 ——————— 结节

左甲状腺

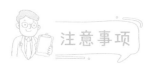
注意事项

　　检查过程中，患者需保持安静、静止，若身体发生移动可能会有危险。

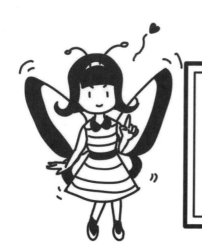

蝴蝶小贴士

其实，抽取甲状腺组织细胞的工具是一根很细的针，抽取过程也很快，几乎不会让人感觉到疼痛，所以如果您要去做甲状腺穿刺，不必紧张哟！

哪些情况要考虑细针穿刺呢

（1）在超声检查中高度疑似恶性肿瘤，在外科切除手术前或超声引导下经皮消融治疗前需明确病理性质者。

（2）甲状腺结节检查初期无明显的超声和（或）临床恶性证据，但在随后的定期复查中超声显示结节的实性区域动态增大、血流信号动态增多、出现沙砾样钙化或断续的环状钙化灶等征象者。

（3）超声影像虽倾向于良性甲状腺结节，但患者要求病理诊断者。

（4）有必要经细针穿刺行进一步甲状腺肿瘤基因检测者。

（5）超声影像高度疑诊甲状腺相关的颈部恶性淋巴结或者不能排除恶性可能者。

甲状腺的
常见疾病

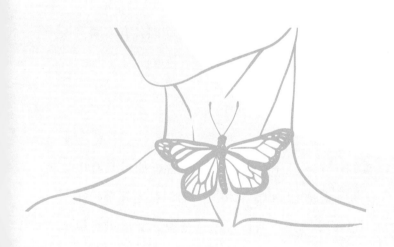

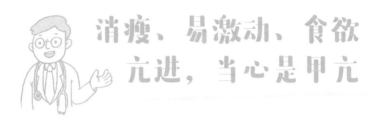

消瘦、易激动、食欲亢进，当心是甲亢

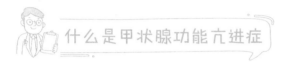

什么是甲状腺功能亢进症

甲状腺功能亢进症简称"甲亢"，是由于甲状腺合成、释放过多的甲状腺激素，造成机体代谢亢进和交感神经兴奋，引起心悸、出汗、进食及便次增多和体重减少的病症。多数患者还常常伴有突眼、眼睑水肿、视力减退等症状。

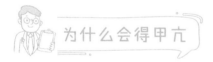

为什么会得甲亢

甲亢不是一个单一的疾病，不同类型的甲亢病因各有不同，目前认为，甲亢的病因和诱因大体上可分为以下几方面。

① 遗传因素

临床上可以看到一个家族中有多个甲亢患者，如母亲有甲亢，其女儿在青春期后或成年后也患有甲亢，有时甚至几个姐妹都先后得甲亢。不过多数甲亢不遗传，也就是说，父母患有甲亢，子女将来不一定也得甲亢。

②　自身免疫系统功能紊乱

现在的研究认为，多数甲亢是患者体内的免疫系统出现紊乱所致。免疫系统对外可防御致病性微生物的入侵，对内可监视自身组织细胞代谢，保证身体内部稳定。但当免疫系统"失控""敌我不分"时，就会将正常组织细胞视为"异己"，发起攻击，导致自身免疫系统功能紊乱。甲亢是人体自身免疫系统功能紊乱的产物之一。

③　感染

有些患者受到感染后，甲状腺受到破坏，造成甲状腺释放过多的甲状腺激素，形成一过性甲亢，这些患者大多可以自愈（或用激素治疗后缓解症状）。但有些患者的甲状腺被感染发炎后诱发了自身免疫系统功能紊乱，出现甲亢或其他慢性甲状腺疾病。

④　精神因素

不少甲亢患者发病前，情绪或精神曾受到刺激，导致甲状腺自身免疫功能紊乱。当然不是任何人在精神紧张状况下都会得甲亢，但如有甲状腺的缺陷（如有甲状腺病遗传因素），在长期精神过度紧张的情况下，会大大提高甲亢的患病风险。

除上述因素外，妊娠、食用过多的含碘食品、吃过含有甲状腺激素的减肥药或患有垂体疾病等都是可能诱发甲亢的因素。

甲亢患者都有哪些特点

　　女性的甲亢发病率比男性高很多。该病主要由循环中甲状腺激素过多引起，症状为易激动、烦躁失眠、心悸、乏力、怕热、多汗、消瘦、食欲亢进、大便次数增多或腹泻，女性月经稀少。体检显示大多数患者有不同程度的甲状腺肿大，为弥漫性、质地中等、无压痛，部分患者有突眼症。

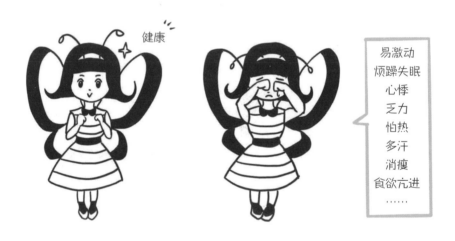

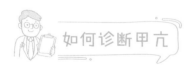 ## 如何诊断甲亢

　　想要明确甲亢的诊断，免不了要抽上一管血，其化验内容主要包括甲状腺功能和抗体。

　　甲状腺分泌的T_3、T_4、FT_3、FT_4明显升高，由于甲状腺和垂体轴的反馈作用，TSH常常降低。如果一个患者的T_3、T_4、FT_3、

FT$_4$升高，同时伴TSH下降，即高度怀疑甲状腺功能亢进。由于甲亢多数是格雷夫斯病（Graves disease），是甲状腺自身免疫病，格雷夫斯病患者是由于滤泡细胞产生了一种刺激甲状腺功能的免疫球蛋白（TSI），所以临床检验促甲状腺素（TSH）受体抗体（TRAb）阳性。

有些甲亢患者可以只表现T$_3$和FT$_3$升高，T$_4$和FT$_4$正常，但TSH下降，我们称其为"T$_3$甲亢"。"T$_3$甲亢"多见于老年甲亢患者或毒性功能自主"热结节"患者。

 甲亢不及时治疗会有哪些后果

甲亢早期可能症状不明显，很多患者忙于工作，忽视了身体，起初的小症状，如心慌、失眠等，都会慢慢发展变成大危害。所以，一旦出现心慌等不适症状，应及时就医；一旦确诊甲亢，要及时在医生的指导下采取专业、科学的治疗手段，如不及时治疗，病情的贻误可能会给身体各靶器官带来损害，造成无法挽回的后果。

① 对心血管系统的损害

甲亢会导致心动过速、心律失常、血压升高、心脏增大、心力衰竭、心绞痛、心肌梗死等甲状腺功能亢进性心脏病。

② 对消化系统的损害

甲亢会导致肝功能受损、肝细胞坏变、转氨酶升高、肝肿大、胆汁瘀积黄疸、胃肠功能紊乱、极度消瘦等并发症，这些都属于甲亢的危害。

③ 对生殖系统的损害

男性甲亢患者会出现性欲减退、阳痿、精子数量减少；女性甲亢患者会出现月经紊乱、闭经及不孕等症状，即使成功怀孕也易发生早产、流产、胎儿发育不良及胎停的情况，这些都属于甲亢的危害。

④ 对情绪的影响

甲亢患者易激动、多猜疑、时常焦虑烦躁，因此在与他人相处时，较易产生矛盾；甲亢患者也常出现注意力不集中、多言多动、失眠紧张、疲乏无力等导致工作、学习效率低或者无法工作、学习的情况。

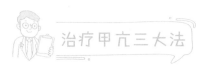

治疗甲亢三大法

🔲 **抗甲状腺药物治疗**

代表药物分别为甲巯咪唑（又称"他巴唑"）和丙硫氧嘧啶（又称"丙硫"）。药物治疗适合甲亢孕妇、甲亢儿童、甲状腺轻中度肿大的患者。药物治疗一般需要1~2年，治疗中需要根据甲状腺功能情况增减药物剂量。

利：方法简便，即便出现不良反应及时停药或调整剂量也会恢复。

弊：治疗周期长，治疗初期需严密监测肝功能、血常规，停药后甲亢复发率高。部分患者服药后会出现不良反应，主要包括粒细胞减少、药物过敏、转氨酶轻度增高。

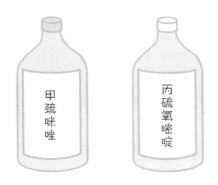

放射性碘治疗

放射性碘-131十分神奇，能释放射线，直接破坏甲状腺滤泡。对于成人毒性弥漫性甲状腺肿（GD）伴甲状腺肿大II度以上、使用抗甲状腺药物副作用明显或采取药物治疗后反复发作，甲亢合并心脏病、甲亢合并白细胞和（或）血小板减少或全血细胞减少、甲亢合并肝功能和（或）肾功能损伤、拒绝手术或有手术禁忌证的患者，可选择进行放射性碘治疗。具体方法是患者服用含有碘-131的胶囊，医生根据患者服用后的摄碘率计算，得出用药剂量。

利：方便快捷、经济有效、无痛苦。

弊：部分患者会出现甲状腺功能减退症；治疗有限制，怀孕和哺乳是绝对禁忌证；不适合有甲状腺眼病的甲亢患者，因为治疗后眼病可能会加剧。

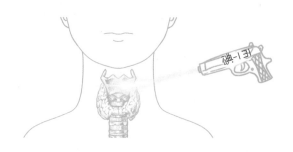

手术治疗

适合甲状腺明显肿大、高度怀疑甲状腺恶性肿瘤的患者，或甲状腺肿大有压迫气管引起呼吸困难者；中、重度甲亢，长期服药无效，或停药复发，或不能坚持服药者；细针穿刺细胞学检查怀疑恶变；服用抗甲状腺药物无效或过敏的妊娠者。

利：根治率较高。

弊：部分患者会出现甲亢复发或甲减；颈部留有术后瘢痕，影响美观；手术有风险，易损伤喉返神经或术中大量出血。

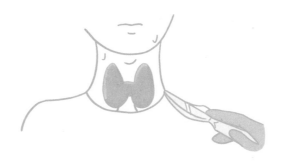

除了上述常规治疗方式外，科学饮食配合健康的生活方式也有益于甲亢的治疗。

（1）禁食含碘丰富的食物，如海带、紫菜、虾皮等。

（2）避免使用碘盐。

（3）禁用胺碘酮及含碘的维生素、润喉片等。

（4）避免长期暴露在电离辐射中。

（5）避免精神紧张和情绪异常波动。

（6）戒烟，注意身心调养。

补充营养、放松精神、少量活动身体都对甲亢的治疗起到良好的辅助作用。此外，甲亢是一种高代谢疾病，机体处于高代谢状态时，人体精力和体力都消耗很大，因此，甲亢患者一定要补充足够的营养，注意休息，避免过度劳累。长期精神高度紧张，压力过大，严重感染，饮用刺激性较强的浓茶、咖啡，烟酒等均可诱发甲亢。因此，甲亢患者一定要注意身心调养，保持情绪稳定，尤其是在疾病初期阶段，症状十分明显者最好能卧床休息或住院治疗。

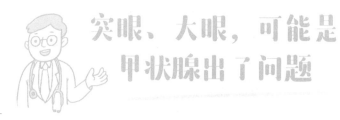

突眼、大眼，可能是甲状腺出了问题

大部分人都想拥有又大又圆、明亮有神的双眸，炯炯有神也常作为褒义词来称赞一个人有精气神。然而，眼睛并非越大越好，如受到甲亢影响的"大眼睛"。这种以眼神呆滞或凶狠为主要表现的疾病就是在内分泌系统耳熟能详的甲状腺相关性眼病。

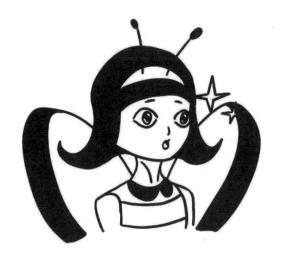

甲状腺相关性眼病是一种由多种甲状腺疾病引起并以眼部病变为特征的自身免疫性疾病。该病常侵犯眶组织、眼外肌纤维和甲状腺，绝大多数由格雷夫斯眼病引起，故针对该病的研究多从格雷夫斯眼病入手，但其他甲状腺疾病如桥本甲状腺炎也可引起此病。这一疾病不仅会给患者的日常用眼带来不适，同样也在无形中给患者的心理健康带来负面的影响。

当眼部出现异常时，哪些专科检查能够有效地诊断病情

眼部超声　　眼眶CT　　眼部MRI　　眼眶血流彩超

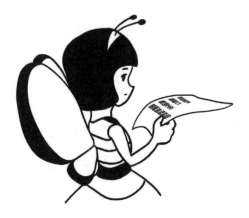

 甲状腺相关性眼病都有哪些症状

眼球突出 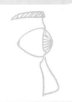　　睑裂增宽

眼睑闭合不全 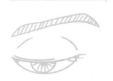　　眼球活动受限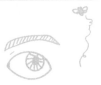

除以上症状外，还有眼内异物感、胀痛、畏光、流泪、复视、斜视、视力下降显著等不适感。

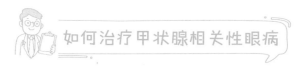

当出现以上症状时，要及时到医院就诊，让专业的医生选择合适的治疗方案。目前较为常用且临床疗效较好的治疗方法有三种，包括药物治疗、眶放射治疗和眶减压术。

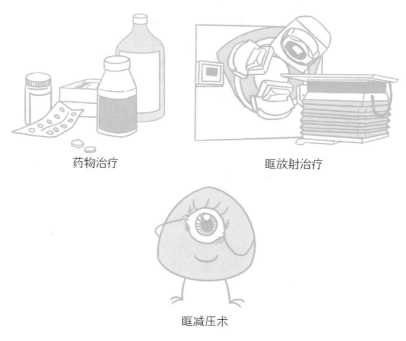

药物治疗　　　　　　　　　　　眶放射治疗

眶减压术

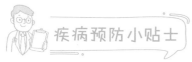

（1）避免辛辣刺激性食物，防止用眼疲劳，遇强光需戴墨镜，避免情绪激动。睡眠时头高位，眼睑闭合不全者需涂眼膏或

湿敷保护。

（2）积极调整甲状腺激素水平，使其维持在正常范围内，忌药物突然减量或加量。

（3）戒烟。吸烟患者更易发生进行性和更为严重的眼眶疾病。

（4）保持心情愉悦，身心压力太大会使病情加重。

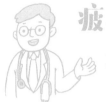

疲劳、困倦、体重增加，可能是甲减

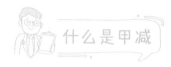
甲状腺功能减退症，简称甲减，是由各种原因引起的，因甲状腺激素分泌、合成或生物学效应不足导致的一种临床综合征，主要表现为机体代谢减慢、各个系统功能低下及水盐代谢障碍，即甲状腺激素不足以满足正常的生活所需时，就会引发甲减，常常表现为疲劳、困倦及体重增加等。

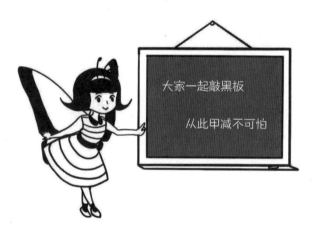

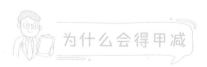

为什么会得甲减

甲减发生的病因较复杂，一般与遗传因素、先天性合成缺陷、不良的饮食习惯、长期缺碘、药物影响、甲状腺病变、下丘脑—垂体病变等有关。

① 遗传因素

父母其中一方患有甲减，其子女患该病的概率就比其他人高，当子女长期劳累过度或精神压力过重，其自身抵抗力下降时，也可诱发甲减。

② 先天性合成缺陷

家族患病史可导致甲状腺发育不良甚至不发育，从而造成合成甲状腺激素的一些酶缺乏，使甲状腺激素的合成发生障碍，引起甲减。

③ 不良的饮食习惯

长期大量进食甜食和饮用碳酸饮料，使体内的糖分过多，从而影响甲状腺正常分泌，可导致甲减。

④ 长期缺碘

合成甲状腺激素的原料是碘，那么当原料不足时就减少了甲状腺激素的生成，从而导致甲减。

⑤ 药物影响

当甲亢的患者进行药物治疗时，服用抗甲状腺药物过量也可引起甲减的发生。

⑥ 甲状腺病变

当甲亢患者进行放射性碘治疗时，如果药剂过量可能会由甲亢病变为甲减；当甲状腺结节或地方性甲状腺肿患者进行手术治疗时，若切除过多甲状腺组织，也会造成永久性甲减。

⑦ 下丘脑—垂体病变

下丘脑—垂体病变也是甲减的发病因素。

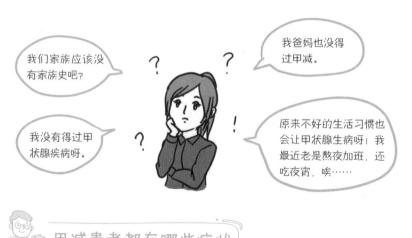

甲减患者都有哪些症状

甲减患者常出现疲乏、容易困倦、自觉怕冷、记忆力减退、体重增加（即使控制食欲配合运动也很难减重）、心情抑郁、心率减慢、便秘、月经紊乱、皮肤干燥、非凹陷性水肿、脱发、性欲减退等症状。每个患者的症状不尽相同，有的患者可能还会出现其他的症状。若出现以上不适，应及时到医院就诊，筛查甲状腺功能，以免耽误病情。

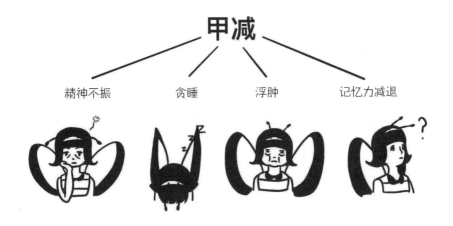

 有了症状就是甲减了吗？怎样诊断甲减呢

当出现上述症状时，还不能够诊断为甲状腺功能减退症，应再抽上一管血检测甲状腺功能是否正常，若甲状腺功能报告中显示T_3、T_4、FT_3、FT_4低于正常范围，TSH高于正常上限时，即可诊断为甲状腺功能减退症。当T_3、T_4、FT_3、FT_4正常，TSH高于正常上限时（一般为4~10mU/L），称之为亚临床甲减。

由于部分患者会出现心率减慢、皮肤干燥、非凹陷性水肿，因此除了抽血，医生还会对患者进行查体，并建议患者做心电图、心脏彩超等检查。

若甲减治疗不及时会有哪些后果

甲减可使患者的各个系统功能低下、机体代谢包括脂代谢、糖代谢等减慢，若治疗不及时会增加患动脉粥样硬化、心脏疾病的风险，还可能会出现不育、记忆力减退，因此甲减也可能是发生阿尔茨海默病的危险因素之一。

若患有甲减的妊娠女性得不到及时治疗，对孕妇和胎儿都有潜在的威胁。甲减能够导致患者血压升高、死胎或胎儿生长障碍、孕妇先兆子痫风险增高和肾脏疾病等。

甲减对女性的月经也有着极大的影响，可使月经频繁、量多，甚至导致贫血的发生。若女性在十几岁的时候得了甲减，她的青春期可能会延迟，影响生长发育。

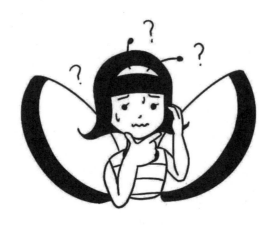

 甲减应该怎么治疗

甲减的治疗主要是甲状腺激素终身补充替代治疗，这种治疗方式往往能让患者不受疾病的困扰，如健康人一般生活。替代治疗主要以口服甲状腺激素为主，主要的目标是使在服药期间的甲状腺功能或患者的症状恢复正常。不过在服药期间，需要定期检测甲状腺功能，以便根据甲状腺功能调整药物的剂量。服药期间不能任性，需听从专业医生的指导。

切记：定期检测甲状腺功能，及时调整药物的剂量。

问：吃了药感觉挺好的，可以停药了吧？

答：当体内缺少甲状腺激素时就会出现甲减，通常治疗手段就是补充身体缺少的甲状腺激素，一般补充几周后甲状腺功能便可基本恢复到正常水平，疲乏无力、怕冷症状也会明显改善；如果随意停药，原来缓解甚至消失的症状可在1～3个月内再次出现，怕冷、少汗、乏力等一系列症状会复发，且往往对脏器带来不可逆的损伤。停药与否，都需要在医生的指导下进行。

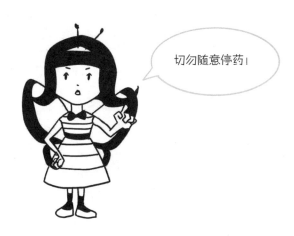

切勿随意停药！

问：每天1次服药，有没有时间限制？

答：左甲状腺素的口服时间最好选在清晨空腹服用，这样更有利于吸收。当服用的剂量较大时，我们也可以选择分次服用。由于左甲状腺素属于兴奋性激素，所以不建议在晚上服用，以免造成失眠等情况的发生。此外，若服用一些影响甲状腺激素吸收的药品（如钙剂、复合维生素制剂、豆制品等），建议间隔应在4小时以上。

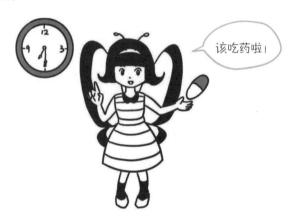

问：患有甲减的孕产妇应停止服药？

答：到目前为止，尚无证据表明甲状腺激素会对胎儿产生危害，即便是在服用较大剂量左甲状腺素治疗的情况下，哺乳时分泌到乳液中的甲状腺激素的量也不足以导致婴儿发生甲状腺功能亢进或TSH分泌被抑制。所以，妈妈们可以放心吃药，安心喂养。

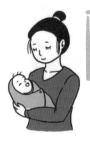

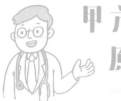
甲亢、甲减两者并存，原来是"桥本"

 什么是桥本甲状腺炎

桥本甲状腺炎是临床上最常见的自身免疫性甲状腺炎，由日本学者桥本策博士于1912年首次提出，又被称为桥本氏病、慢性淋巴细胞性甲状腺炎。该病是甲状腺炎中最为常见的一种类型，但起病隐匿，疾病初期无明显症状，许多患者生病了却不自知，往往认为自己只是累了，多多休息也就好了。

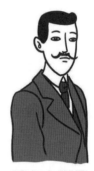

桥本大讲堂

但其实问题并没有那么简单，该病虽起病缓慢、隐匿，但也是有迹可循的，如果您在不经意间发现自己的甲状腺肿大，弥漫且对称，触摸起来质地较韧如触橡皮，且常伴有乏力、免疫力下降等表现，那就是时候多多关注一下颈前的甲状腺了。

 是什么引起了桥本甲状腺炎

桥本甲状腺炎多见于30～50岁的女性，该病的发病率仅次于毒性弥漫性甲状腺肿，疾病的发生是由遗传和环境共同作用的结果，目前公认的病因是免疫功能紊乱而产生针对自身组织的免疫性炎症，高碘、硒缺乏、感染等因素同样可以促使和推进疾病的发生。

遗传因素

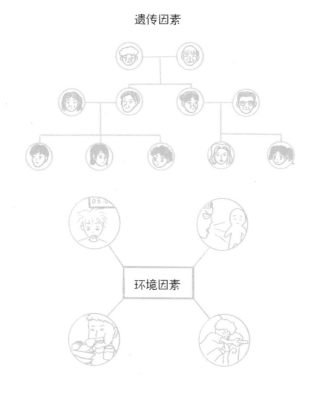

环境因素

 得了桥本甲状腺炎会给身体带来哪些影响

　　桥本甲状腺炎起初没有独特的症状和体征，且病情进展缓慢，当甲状腺破坏达到了一定程度，半数以上患者后期会出现甲减的症状如乏力、怕冷、体重增加等，部分患者的甲状腺会由弥漫性肿进展为结节性肿，少数患者晚期甲状腺腺体内有大量纤维化形成，触感坚硬，与周围组织粘连，可出现进行性压迫症状，呼吸、吞咽困难，声音嘶哑。

① 甲状腺球蛋白抗体（TGAb）和甲状腺过氧化物酶抗体（TPOAb）

这两种抗体滴度明显升高是桥本甲状腺炎的主要特点之一，尤其在甲减出现之前，抗体的阳性可作为诊断本病的唯一依据。有文献报道，桥本甲状腺炎TGAb的阳性率为80%，TPOAb的阳性率为97%。

② 甲状腺彩超

桥本甲状腺炎超声提示腺体内回声减弱、欠均匀、呈弥漫性改变，可伴多发性低回声区域或甲状腺结节。

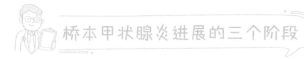
桥本甲状腺炎进展的三个阶段

关于桥本甲状腺炎的一系列病理表现，主要原因在于抗体破坏了甲状腺的细胞。一方面，细胞内储存大量甲状腺激素，细胞破坏后激素释放入血可产生甲亢的临床表现；另一方面，随着细胞破坏越来越多，甲状腺激素最终趋于枯竭，即出现甲减，因此典型的桥本甲状腺炎大多经历了甲状腺功能的以下三个阶段。

① 一过性甲亢期

一般历时几个月，病情的轻重不同患者的表现也不同，大多数患者临床症状不明显，仅出现轻度甲亢症状，如食欲强、乏力、心烦易怒等，T_4显著增高时甲亢症状也相应更加明显，少量服用抗甲状腺药物即可有所好转，但需要注意避免药物性甲减。疗效好，复发率高是本阶段的主要特点。

② 甲亢、甲减并存期

由于甲状腺组织反复、多次遭到破坏，健康的细胞逐渐减少凋亡，当减少到一定程度时，甲减症状如约而至，这时期的主要特点是患者仍有甲亢症状，但甲状腺功能检查提示指标稍高或正常。

③ 甲减期

由于健康甲状腺细胞的不断破坏，细胞分泌甲状腺激素的能力逐渐下降，最终导致疾病走向甲减。

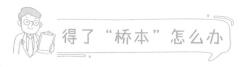
得了"桥本"怎么办

在治疗上，西医尚未拥有针对病因的确切治疗办法，对于相关患者，建议低碘富硒饮食，而对于抗体严重升高的患者，应用甲状腺激素可对抗体做针对性治疗，但其对于桥本甲状腺炎病程的进展是否有阻遏和延缓的作用，还需在未来的临床研究中进一步探究。

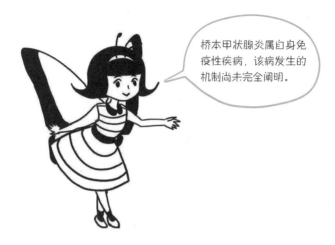

桥本甲状腺炎属自身免疫性疾病，该病发生的机制尚未完全阐明。

对于合并甲减或亚临床甲减的患者，应及时采用甲状腺激素替代治疗。同时，对于该病的随访也显得尤为重要，建议患者每半年到一年至内分泌科门诊进行甲状腺功能、相关抗体及甲状腺彩超的复查，以明确病情，确定下一步治疗方案。

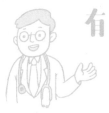

有良恶性之分的甲状腺结节

什么是甲状腺结节

　　甲状腺结节，即甲状腺出现了结节性质的肿块，在人群中的发病率较高，且有良、恶性之分。与其他甲状腺疾病相同，甲状腺结节同样多发于中年女性，虽然女性的发病率高于男性，但男性的恶性程度却更高。人群中患有甲状腺结节的人并不在少数，但很多人却病而不自知，这主要是由于在大多数情况下，结节的存在并不会引起任何不适，当合并甲状腺功能异常时，才会发出一定的"报警信号"，部分患者由于结节"偏胖"，会压迫周围组织而出现声音嘶哑、压气感、呼吸或吞咽困难等不适。

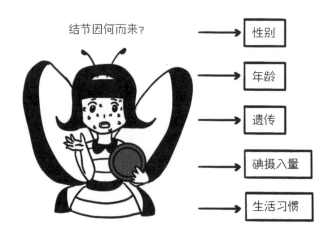

结节因何而来？

性别

年龄

遗传

碘摄入量

生活习惯

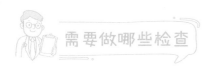

首先，要经过触诊进行初步的筛查，这种检查方法方便快捷、简单易行，但也具有一定的局限性，如仅凭医生双手的感知，难以发现体积较小、位置较深的结节，只有3%～7%的结节可以通过触诊被发现，这就难免造成一定程度的漏诊。同时，触诊也难以准确辨别结节的良、恶性以及甲状腺是否存在炎症。

其次，作为甲状腺结节检查的主要手段，甲状腺彩超是疾病筛查确诊过程中的重要环节，具有简单、快捷、无创等优点，20%～76%的结节在超声探头下得以"原形毕露"，不仅如此，通过这一手段还可以进一步明确结节的大小、边界、血流、钙化等情况，有助于初步明确结节的性质，以决定是否需要做进一步检查。但需要注意的是，由于甲状腺本身体积较小，对于超声下小结节的观察，不同水平的医生可能所见并不相同，这就要求检查设备和超声科医生具有相对稳定的水平，建议复查时不要频繁更换医院。

最后，超声引导下的甲状腺细针穿刺细胞学检查（FNA）不断被证实在甲状腺癌的诊断中具有重要的意义，是目前区分结节良、恶性最好的办法，因而在临床上得到了广泛的应用。

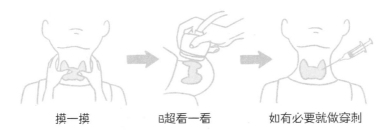

摸一摸　　　　　B超看一看　　　　　如有必要就做穿刺

结节有良性也有恶性

甲状腺结节患者最担心的莫过于自己的结节是良性还是恶性。实际上，大部分患者的结节都是良性的，恶性结节的发病率只占5%左右，所以即便患病也不必过于恐慌，过度治疗反而会给甲状腺的健康带来危害。发病率更高的良性结节包括结节性甲状腺肿、炎性结节、毒性结节性甲状腺肿、甲状腺囊肿等多种类型，通过正规医院的专业检查，明确结节性质，才能更好地了解自身病情，避免"病急乱投医"。

 怎样区分和辨别良恶性结节

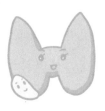　　　　　　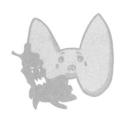

良性　　　　　　　　　　　　　恶性

判断时，主要关注点在以下几个方面。

（1）病史和家族史

（1）近亲属有甲状腺癌病史者，恶性的可能性较高。

（2）儿童及60岁以上的男性患者出现甲状腺恶性肿瘤的概率也更高。

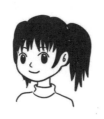
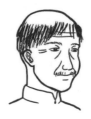

儿童　　　　　　　60岁以上男性

② 结节的数量

一般来说多发结节多为良性，单发结节则需要提高警惕。

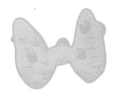
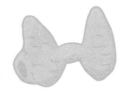

多发结节　　　　　　　单发结节

③ 结节的生长速度、大小及软硬度

结节在短期内生长迅速且有压迫的症状可能是恶性；触摸起来质感很硬或周围淋巴结肿大甚至粘连则高度怀疑为恶性结节。

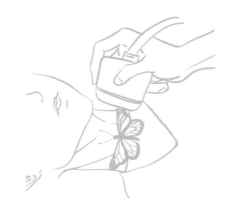

不过以上均为经验性初步判断方法，想要进一步明确结节的性质还需配合其他专科检查。而作为临床上普及度最高的检测手段——甲状腺彩超，对于结节性质的判定有着不可取代的指导作用。

通过超声检查，可以初步明确结节的良、恶性，以决定是否需要做进一步检查。当超声报告提示结节属纯囊性或由多个小囊泡占据50%以上结节体积，呈海绵状改变的结节时，无须过度担心，仅需定期复查即可，而当超声报告做如下提示时，就需要提高警惕了。

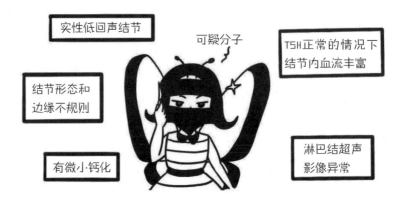

实性低回声结节

可疑分子

TSH正常的情况下结节内血流丰富

结节形态和边缘不规则

有微小钙化

淋巴结超声影像异常

小贴士
对于恶性嫌疑较大的结节，需进一步行核素显像、细针穿刺等检查，早发现早治疗，以免造成难以挽回的结果。

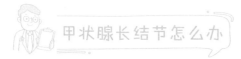

甲状腺长结节怎么办

根据结节性质的不同，采取针对性的治疗方法，莫要轻举妄动。

多数情况下，甲状腺结节属良性，无须特殊治疗，定期随访进行甲状腺功能、甲状腺彩超等相关检查即可。另外，对于外观要求高、因结节导致思想负担过重，强烈要求手术者，可酌情考虑手术治疗。根据病情还可选用TSH抑制治疗、碘-131治疗等。

当甲状腺结节属恶性时，因恶性甲状腺结节以分化型甲状腺癌居多，可进行手术等治疗。

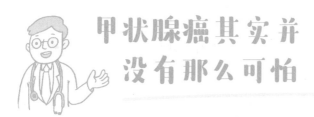

甲状腺癌其实并没有那么可怕

在患者的字典里，"癌"可能是最可怕的字眼之一了，几乎人人谈"癌"色变。其实相对于其他癌症来说，甲状腺癌已算是不幸中的万幸，因为超过90%的甲状腺癌为分化型甲状腺癌，这一类型的甲状腺癌进展缓慢，近似良性病程，有着较高的10年生存率，所以即便不幸患癌也不必过于惊慌。只要积极配合治疗，依旧能以较好的状态带病生存很多年。

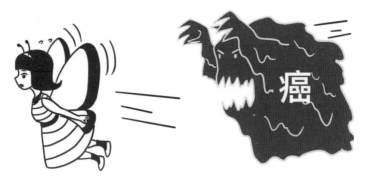

根据甲状腺癌的性质和预后，在临床上主要分为四类，即乳头状腺癌、滤泡状癌、未分化癌、髓样癌。

① 乳头状腺癌

乳头状腺癌是临床上最为常见的甲状腺癌。约占甲状腺癌总数的四分之三，由于分化程度较好，所以预后往往不差，术后10年的生存率接近90%。其主要特点有生长缓慢，不易扩散，多发于儿童和20~40岁的女性，通过甲状腺触诊可以触及体积小、质地硬、活动性差、边界不清的肿块，在放射性核素扫描下多为"冷结节"，通过积极的治疗可以取得较好的疗效。

② 滤泡状癌

该类型甲状腺癌是以滤泡结构为主要特征的分化较好的甲状腺癌，较乳头状腺癌少见。主要特点有病程较长，生长缓慢，多见于40~60岁的女性，甲状腺肿大，有结节且结节质地坚硬、边界不清、移动性差，转移率较高。

③ 未分化癌

未分化癌在临床上较少见，占甲状腺癌的10%左右，多见于60岁以上的老年男性，恶性程度高，死亡率高。主要特点有发病初期甲状腺出现结节，质地坚硬，边界不清，表面粗糙，无压痛，移动性差，肿瘤发展迅速，极易侵犯气管、食管、喉返神经，常向邻近组织、肺、骨骼转移。

④ 髓样癌

多见于中老年人，男女比例无明显差异，除甲状腺癌固有的一系列临床表现外还存在其特有的症状，如腹泻和颜面潮红。

对于经甲状腺的一系列初步筛查，怀疑恶性肿瘤可能性较高的患者，建议行细针穿刺抽取甲状腺组织进行活检，如甲状腺结节直径大于1cm，超声提示有恶变征象，伴颈部淋巴结超声影像异常，童年有颈部放射线照射史或辐射污染接触史，有甲状腺癌家族史等。

根据指南提示，以细针穿刺诊断甲状腺癌的敏感度为83%，特异度为92%，这一方法是确定甲状腺肿块或结节良恶性的最有价值的手段。

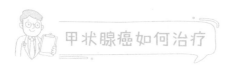

甲状腺癌如何治疗

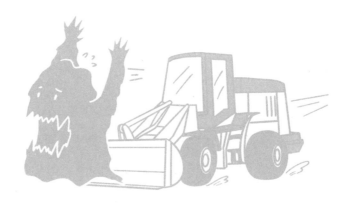

甲状腺癌在临床上主要分为分化型和未分化型两大类。

分化型甲状腺癌的死亡率较低，仅占全部恶性肿瘤病死率的0.2%，大部分患者还是可以通过积极治疗或带病生存多年，所以分化型甲状腺癌被认为是恶性程度较低，生长缓慢，预后较好的一类癌症。而未分化型甲状腺癌就相对可怕，一经确诊需要立刻采取手术治疗。

分化型甲状腺癌的主要治疗方法包括手术治疗、术后碘-131治疗和TSH抑制治疗。

① 甲状腺切除术

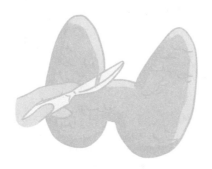

　　利：一次性治疗多灶性病变；利于术后监控肿瘤的复发和转移；利于术后碘-131治疗；减少肿瘤复发和再次手术的概率。

　　弊：完全或部分切除甲状腺组织后，会不可避免地发生永久性甲减，这也就意味着患者需终身服用左甲状腺素钠片以补充甲状腺激素。另外，手术过程中损伤甲状旁腺功能以及喉返神经的概率也较大。

② 碘-131治疗

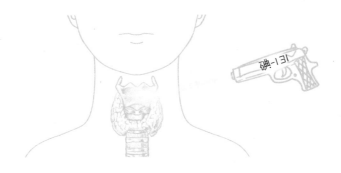

利：该方法主要用于甲状腺癌术后的残存组织或远处转移灶，对肺的小转移灶有较好的疗效。

弊：不适用于体积较大的转移灶和骨转移的患者。

③ TSH抑制治疗

在对于分化型甲状腺癌的术后治疗中应及时给予TSH抑制治疗，其目的在于降低癌症的复发、转移率和相关死亡率，同时也要减少外源性亚临床甲亢导致的副作用。

虽然分化型甲状腺癌的预后较好，死亡率较低，但仍有为数不少的患者会出现复发或转移。这就要求医生对于甲状腺癌术后的患者进行积极的随访和追踪。

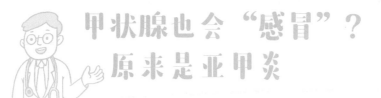
甲状腺也会"感冒"？
原来是亚甲炎

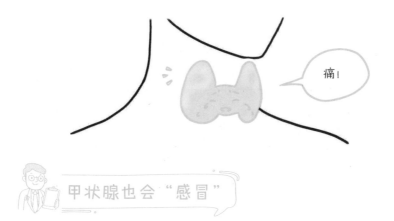

痛！

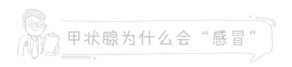
甲状腺也会"感冒"

　　亚急性甲状腺炎，简称亚甲炎，是一种与病毒感染有关的自限性甲状腺炎，通俗来讲就是甲状腺也会有"生病感冒"的时候。但这种"感冒"多数情况下不会给甲状腺带来永久性的损害，症状轻微的患者，通过多休息、多喝水或是静养甚至可自行痊愈。而对于症状明显、伴有显著功能异常者仍不容忽视，有多项研究证实在临床上部分亚甲炎患者由于未及时采取专业、科学的治疗手段而遗留永久性的甲状腺功能减退症。

　　甲状腺为什么会"感冒"

　　通常来说亚甲炎以30～50岁的女性多见，病因主要与病毒感染有关，引起该病的病毒主要包括流感病毒、柯萨奇病毒、腮腺炎病毒等。需要注意的是，亚甲炎的起病原因、临床表现等与上呼吸道感染、咽炎十分相似。

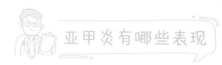

亚甲炎有哪些表现

甲状腺症状	甲状腺部位肿大、变硬、疼痛明显、疼痛感往往向耳根部放射，会随吞咽加重，严重时还会引起后头部疼痛，少数患者甚至会出现声音嘶哑。
全身症状	发热、咽痛、多汗、乏力、食欲减退等。

患者常常误以为自己是感冒了，又对病毒感染、细菌感染的区别了解甚少。在这种情况下贸然自行口服抗生素是非常不恰当的，会导致病情的贻误。同时，亚甲炎的患者也会出现怕热、心慌等类似甲亢的症状，甲状腺功能上也会出现甲亢的相应体现，在没有完善相关检查的情况下给予抗甲状腺药物治疗也是一种误治，会造成不良后果。由此可见亚甲炎在临床上非常容易误诊，需仔细鉴别。

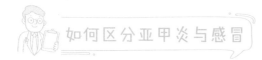

如何区分亚甲炎与感冒

首先，在症状上，虽然二者都会出现咽部疼痛，但亚甲炎的患者以甲状腺部位的剧烈疼痛为主，疼痛感往往向耳根部放射，会随吞咽加重，少数患者甚至会出现声音嘶哑。同时，患者多会出现类似甲亢的一系列症状如怕热、心慌、心烦、易怒等，通过

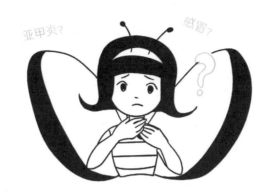

摄碘率等进一步检查可以进行区分。

其次，在体征上，亚甲炎患者的甲状腺会出现轻中度的肿大，通过触诊发现甲状腺质地较硬，初期按压时会有些许疼痛，但随着病情的进展，症状逐渐加重，即使不按压也会有明显的疼痛。

最后，关于实验室检查，对于亚甲炎的发现和确诊有着明确的判断。医生在怀疑患者是甲状腺出了问题而不是单纯的上呼吸道感染或咽炎时，就会进行相应的检查，如甲状腺功能、红细胞沉降率（简称血沉）、摄碘率等。在病理生理学的角度，亚甲炎是由于炎症导致甲状腺滤泡结构被破坏，甲状腺激素释放入血，所引起的血清甲状腺激素水平出现一过性升高，也就是人们常说的"甲亢"，不过不用担心，这种"兴奋"只是暂时的、表面的，被称为甲状腺毒症期，此期患者血沉会明显加快，摄碘率减低，摄碘率与甲状腺功能出现亚甲炎所独有的"分离现象"。

随着病程进展会自然过渡到另一时期——甲状腺功能减退期，此期T_3、T_4降低，TSH升高，摄碘率基本恢复正常，这一时期是疾病转归预后的关键转折点，如失治、误治可能会给甲状腺带来终身性的损伤——甲状腺功能减退症。而当病程进展到甲状腺恢复期，也就是T$_3$、T$_4$、TSH及摄碘率均恢复到正常水平，那么就代表已基本渡过难关，化险为夷，再过2~3个月，最多半年，配合积极的治疗和良好的生活习惯，将重获健康。

虽说亚甲炎是一种自限性疾病，但在治疗的过程中也不该掉以轻心，在疾病的各个阶段都应采取正确的治疗措施避免走入误区。例如，在甲状腺毒症期所出现的"甲亢"现象是由于甲状腺滤泡破坏所漏出的T$_4$和T$_3$，而不是单纯的合成和分泌增多所致，所以在这一阶段无须使用抗甲状腺药物。再者，本病的甲减期也常是暂时的，一般情况下不考虑使用甲状腺激素治疗。

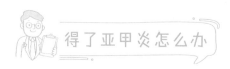

得了亚甲炎怎么办

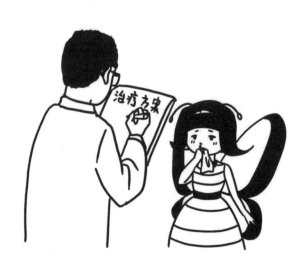

亚甲炎虽属自限性疾病，在临床上也确实有部分患者不经治疗也可自行痊愈，但对于该病的治疗仍不可掉以轻心，不要等到

遗留永久性的甲减才追悔莫及。对于亚甲炎的治疗，需要根据病情轻重进行"差异化"管理。

① 疾病早期，病情轻微

仅需针对炎症反应所带来的症状使用非甾体抗炎药如吲哚美辛（75～150mg/d）、对乙酰氨基酚（0.5g，3～4次/d）等。

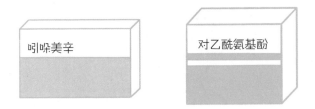

② 病情较重

疼痛剧烈、高热的患者，非甾体抗炎药难以缓解患者的痛苦，这时就要应用激素类药物。

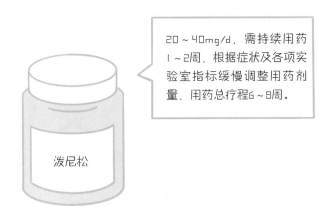

20～40mg/d，需持续用药1～2周，根据症状及各项实验室指标缓慢调整用药剂量，用药总疗程6～8周。

小贴士：
    应用激素治疗的过程中不应过早、过快减量，否则非但不能起到良好的治疗效果，还有可能加重病情，使之前的努力白费。

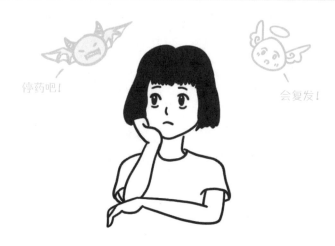

停药吧！

会复发！

    本病预后良好，但少数患者会在病情得到控制的数月内再次复发，主要是由于疾病虽得到控制，但毕竟甲状腺滤泡结构的修复需要一个长期、缓慢的过程。无须过度担心，随着时间的推移，甲状腺功能在逐渐修复，滤泡也在逐渐修复，但这个过程可能要持续1年以上。

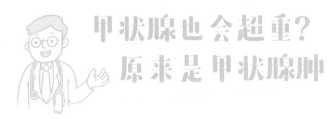

甲状腺也会超重？
原来是甲状腺肿

随着生活水平的提高，在我们身边不知不觉中出现了许多"胖子"。超标的体重，给自身带来了很多烦恼的同时，身体健康状况也出现了问题。

同样，如果甲状腺超重，也会出现一系列的问题。

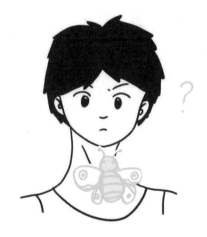

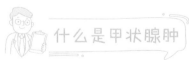
什么是甲状腺肿

甲状腺体重超标即甲状腺肿，甲状腺肿是指甲状腺体积和形态的增大。我国规定甲状腺重量超过30g，视诊和触诊均可看出甲状腺时，即为甲状腺肿。

放射线、遗传、不良情绪、药物、自身免疫等因素会干扰甲状腺激素的合成、储存与释放或使血中存在刺激甲状腺素生长的因子，最终导致甲状腺肿。

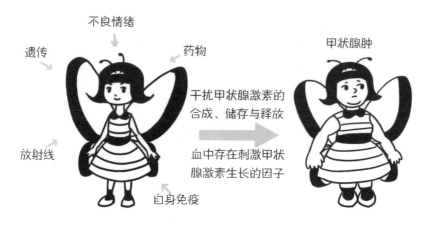

不良情绪

遗传

药物

放射线

自身免疫

干扰甲状腺激素的合成、储存与释放

血中存在刺激甲状腺激素生长的因子

甲状腺肿

 甲状腺肿有哪些类型

　　甲状腺肿可分为单纯性甲状腺肿和甲状腺功能亢进症两类。

（1）单纯性甲状腺肿

　　单纯性甲状腺肿是甲状腺功能正常的甲状腺肿，主要是以缺碘、致甲状腺肿物质、遗传等原因使甲

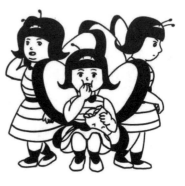

单纯性甲状腺肿

状腺代偿性肿大，病程初期甲状腺多为弥漫性肿大，以后可发展为多结节性肿大。

② 甲状腺功能亢进症

临床表现为甲状腺肿大或颈部肿块。患者常主诉颈部变粗或衣领发紧。病程早期为弥漫性甲状腺肿大，查体可见肿大甲状腺，表面光滑、质软，随吞咽上下活动，无震颤及血管杂音，随着病程的发展，逐渐出现甲状腺结节性肿大，一般为不对称性、多结节性，多个结节可聚集在一起，表现为颈部肿块。压迫症状是非毒性甲状腺肿最重要的临床表现，在病程的晚期出现，但胸骨后甲状腺肿早期即可出现压迫症状。可压迫气管、食管、喉返神经、血管、膈神经、颈交感神经链等。

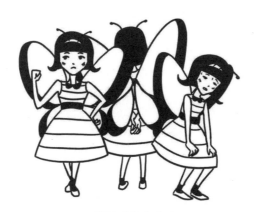

甲状腺功能亢进症

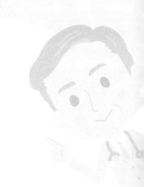

治疗甲状腺疾病有奇招

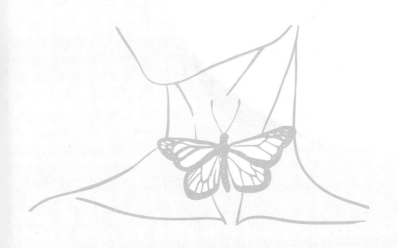

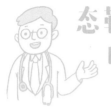# 态靶因果，中医对
甲状腺疾病的诊治方略

　　仝小林院士是中国中医科学院首席研究员、国家中医药管理局内分泌重点学科学科带头人，根据其多年的临床实践，在甲状腺相关疾病的治疗上提出"态靶因果"的临床辨治方略，即按照中医思维，以病为参，以态为基，以症（指标）为靶，以因为先，以果为据，审视疾病全过程，理清疾病发展各阶段，归纳核心病机，以确定理法方药量，并大力寻找治病的靶方靶药，关注疾病之前的"因态"和疾病预后的"果态"，实现对疾病的全方位掌握，对甲状腺疾病的诊治也是如此。

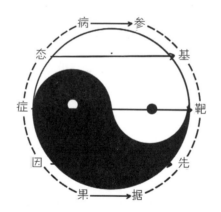

态

　　根据甲状腺合成及分泌激素的功能亢进或减低，甲状腺自身抗体的异常情况等，甲状腺疾病又包括了甲状腺功能亢进症、甲状腺功能减退症、自身免疫性甲状腺炎（如桥本甲状腺炎）、甲

状腺结节等，每种疾病都有其自身的发生和发展规律，诊断时不能凭单纯的症状和体征，更多的是依据现代检验技术、影像技术的支持。因此在治疗上不仅要辨"证"，更要针对疾病发生发展

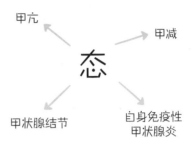

的特点进行治疗，即辨"病"。如甲状腺功能亢进症，大多数患者呈波动性进展，时轻时重，呈慢性病程，若不及时治疗，甲状腺激素长期大量释放，最后病情逐渐加重，出现突眼、甲状腺毒症引起甲亢危象；或患者日渐消瘦更易感染或并发甲状腺功能亢进性心脏病，严重者将致残或死亡。全院士以"态"观本病，呈现出"气—痰—瘀—虚"的病理过程。由最初的肝郁气滞，逐渐演变为气郁化火，火热伤阴，阴虚火旺，炼液为痰，痰气胶着，最终致瘀致虚。在疾病的全过程中，病为"纬"，态为"经"，"态靶因果"中医辨治方略在临床应用的关键，是注重经纬交汇点，尽可能精确地定位于这个交汇点，才能准确辨病辨证，提高临床疗效。

靶

对某种疾病具有特殊疗效的处方或药物，称之为"靶方"及"靶药"。首先是疾病层面，在准确诊断的前提下，通过使用靶方以达到治疗疾病本身的目的，如治疗甲状腺结节靶方为消瘰丸，本方由玄参、生牡蛎、浙贝母组成，虽原治瘰疬，但病机与甲状腺结节契合。又如治甲减，靶方为二仙汤，取其温肾益精

填髓，化气利水，壮人真阳，仙茅、淫羊藿能有效促进全身组织细胞代谢功能，从而促进甲状腺激素自身的分泌。其次是症状层面，通过靶药迅速改善患者主要症状，如甲亢患者口干加西洋参、石斛，心率快用黄连；甲状腺结节患者清热散结用夏枯草；甲减患者肌肉无力用黄芪，厌食用炒白术、枳壳等。最后是临床检验指标层面，即通过寻找特效的指标药，使之恢复正常，也使中医疗效的评价有据可循，如用雷公藤、穿山龙等调节细胞免疫、体液免疫的方式，降低甲状腺各项抗体指标，其中雷公藤为免疫抑制的一线用药，但因其有较为严重的不良反应，故未生育者慎用，全院士云："男女警惕生殖毒，或用二线穿山龙。"同时在应用这些肝毒性较强的药物时，常配伍五味子、茵陈、生甘草等以保肝，以期在保证安全性的同时，最大限度地发挥靶药的作用。

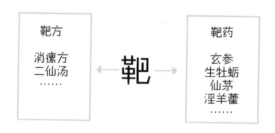

因

西医学认为，甲状腺疾病多与遗传、环境、激素水平、自身免疫等相关。虽然检验技术不断提升，但一部分患者患病时并无明显症状，因此在治疗时除了打"靶"，审因论治也尤为重要。

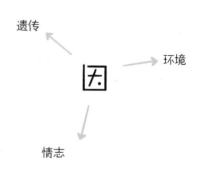

甲状腺疾病的发病与情志密切相关，因此多从肝论治，以疏肝理气，散郁开结为要，一方面将疾病截断于气郁之"态"，防止气郁化火，火热伤阴使疾病继续向前演进；另一方面祛除病因，有"釜底抽薪"之效，如常用柴胡、黄芩开郁清热，郁金、香附疏肝理气等。在自身免疫抗体升高的甲状腺疾病中，雷公藤等药物通过降低T淋巴细胞、巨噬细胞等的增殖、浸润，抑制黏附分子、趋化因子等的合成、表达等多种途径发挥免疫调节作用，从而减轻自身免疫的损害，延缓相关疾病的进程。

果

重视"果态"，是"既病防变"的"治未病"思想在治疗中的体现，也是对疾病的发展预后的动态把握，在临床中，要求将预防理念贯穿治疗全程，提前干预。甲状腺疾病后期，多因

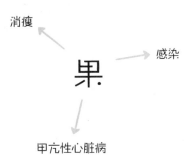

痰凝血瘀，脉络不畅，日久致虚。如甲亢多由气郁化火，火热伤阴，心阴亏虚，肝火亢盛，痰气焦灼，痹阻心脉而变生甲亢性心脏病，虚火内灼真阴，阴亏气耗，痰瘀互阻则日渐虚弱，易发生消瘦与感染。故在治疗时应及早预防，在并发症尚未出现时，即酌量使用莪术、三七等化瘀之品，以防生变。即在诊病时，切勿将目光拘泥于当下一态，而是顺着疾病发展的走向，摸清其"果态"，提前拦截，先安未受邪之地，方能一举攻克，效如桴鼓，且无后顾之忧。

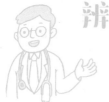

辨证论治，改善甲状腺疾病症状的中药内服方

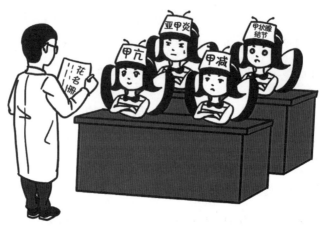

  甲亢、甲减、甲状腺结节等甲状腺疾病，属中医"瘿病"范畴。情志内伤，饮食水土失宜，以致气滞痰凝血瘀壅结颈前所引起，又称为瘿、瘿气、瘿瘤等。

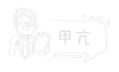

 虚

	心肝阴虚
症状	瘿肿或大或小、质软，心悸不宁，心烦少寐，易出汗，手指颤动，眼干目眩，倦怠乏力。
舌脉	舌质红、苔少，脉弦细数。

治法	滋养阴津，宁心柔肝。
方药	天王补心丹（生地黄、玄参、麦冬、天冬、枸杞子、太子参、茯苓、五味子、当归、丹参、酸枣仁、远志）。
药物加减	手指及舌体颤动者，加钩藤、蒺藜、白芍平肝息风；大便稀溏，排便次数增加者，加白术、薏苡仁、山药健运脾胃；潮热盗汗者，加知母、地骨皮滋阴清热；瘿肿者，加鳖甲、龟甲滋阴软坚，散结消瘿；耳鸣，腰膝酸软者加龟板、桑寄生、女贞子滋补肾阴。

阴虚风动	
症状	瘿肿或大或小，头晕目眩，眼球突出，口咽干燥，颧红耳鸣，急躁易怒，心悸易惊，失眠多梦，手指震颤，甚则猝然昏倒，手足拘急或抽搐，腰膝酸软。
舌脉	舌红或绛、无苔，脉弦细数。
治法	滋阴养血，柔肝息风。
方药	阿胶鸡子黄汤合大定风珠（阿胶、鸡子黄、生地黄、白芍、天麻、钩藤、石决明、牡蛎、茯神、夜交藤、甘草）。
药物加减	肝肾阴虚较甚者，加何首乌、枸杞子、女贞子、龟板等滋补肝肾；眩晕重者加蒺藜等平肝息风；耳鸣明显者，加磁石、五味子滋肾潜阳；失眠重者，加酸枣仁、百合、夜交藤养阴安神；突眼、目赤者，加蒺藜、决明子清肝明目；瘿肿较大者，加玄参、夏枯草养阴清热，散结消瘿。

气阴两虚	
症状	颈部瘿肿，身疲力乏，口干咽燥，气促汗多，五心烦热，肢软身重，头晕失眠，心悸善忘。
舌脉	舌质偏红、苔薄白，脉沉细数、或见结代。
治法	益气养阴，散结消瘿。
方药	生脉散合牡蛎散（麦冬、五味子、太子参、黄芪、白芍、生地黄、牡蛎、陈皮、麦芽、党参、白术、炙甘草、夏枯草）。
药物加减	气虚汗多者，加黄芪、浮小麦固表敛汗；脾虚便溏者，去生地黄，加山药、炒白扁豆健脾止泻；口渴喜饮者，加乌梅、天花粉生津止渴；心烦不宁者，加百合、酸枣仁、夜交藤等养心安神；腰酸肢软者，加续断、杜仲补肾壮腰；头晕目眩者，加枸杞子、菊花；虚烦不寐者，加酸枣仁、柏子仁、夜交藤养心安神；阴虚风动，手指颤动者，加珍珠母、龟甲、鳖甲滋阴息风。

实

气郁痰阻	
症状	颈前瘿肿，质软、不痛，颈部胀感，胸闷、善太息，或兼胸胁窜痛，烦躁郁怒。
舌脉	舌质淡红、苔薄白腻，脉弦或弦滑。
治法	疏肝解郁，化痰消瘿。
方药	四海舒郁丸或柴胡疏肝散合二陈汤（海带、昆布、海藻、陈皮、海浮石、海蛤壳、郁金、香附等）。

| 药物加减 | 胸闷气憋者，可加厚朴、瓜蒌理气解郁；咽颈部不适声音嘶哑者，可加桔梗、牛蒡子、木蝴蝶以利咽消肿；脘腹胀满、便溏者，可加白术、山药以健脾益气；心悸者，可加珍珠母、代赭石镇心宁神。 |

痰瘀互结

症状	颈前瘿肿，按之较硬或有结节，肿块经久未消，呼吸不畅，声音嘶哑或吞咽困难，胸闷纳差。
舌脉	舌暗或舌下脉络怒张青紫，舌苔薄白或白腻，脉弦或涩。
治法	理气活血，化痰消瘿。
方药	二陈汤加三棱、莪术（三棱、莪术、茯苓、陈皮、半夏、乌梅、生姜、甘草）。
药物加减	结块较硬及有结节者，加皂角刺、党参等活血软坚散结；胸闷不舒者，加郁金、香附理气开郁；烦躁怕热者，加夏枯草、牡丹皮、玄参以清热泻火；呼吸不畅者，加瓜蒌、桔梗宽胸散结、宣通肺气；声音嘶哑者，加木蝴蝶、射干、桔梗利咽开音；吞咽不利者，加赭石、旋覆花镇逆下气。

	肝火旺盛
症状	颈前轻度或中度肿大，一般柔软、光滑。烦躁不安，急躁易怒，怕热多汗，口苦、面红、口渴多饮，心悸失眠，手颤。
舌脉	舌质红、苔薄黄，脉弦数。
治法	清肝泻火，散结消瘿。
方药	龙胆泻肝汤（龙胆草、栀子、黄芩、当归、生地黄、通草、泽泻、车前子、柴胡）。

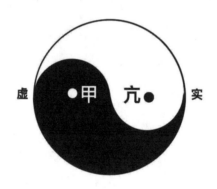

虚　甲　亢　实

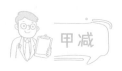

虚寒

脾肾阳虚	
症状	瘿肿质地较软，表情淡漠，神情呆滞，面色无华，肢体浮肿，食欲差，腹胀便溏，倦怠乏力，腰膝酸软，性欲低下。
舌脉	舌质淡、苔薄白，脉沉细或沉迟。
治法	温补脾肾。
方药	真武汤、附子理中丸（制附子、茯苓、白术、白芍、炮姜、肉桂、山药、熟地黄、陈皮、甘草）。
药物加减	神疲乏力，纳呆食少者，加黄芪、神曲、麦芽补气助运；腹胀便溏者，加芡实、巴戟天、淫羊藿温补脾肾；浮肿甚者，加薏苡仁、车前子、泽泻利水消肿；腰膝酸软者，加桑寄生、杜仲温肾壮骨。

阳虚水泛	
症状	腰膝酸软，耳鸣，身体浮肿，腰以下尤甚，按之没指，小便短少，畏冷肢凉，腹部胀满，或见心悸，气短，咳喘痰鸣。
舌脉	舌质淡胖、苔白滑，脉沉迟无力。
治法	温阳化气，利湿行水。

方药	五苓散［泽泻、白术、猪苓（去皮）、赤茯苓（去皮）、桂枝（去皮）］。
药物加减	水湿壅盛者，可与五皮散合用；泄泻偏于热者，须去桂枝，可加车前子、木通以利水清热。

水饮凌心

症状	心悸气短，眩晕，呕吐痰涎，形寒肢冷，胸脘痞满，渴不欲饮，小便不利，或胸闷而痛，神倦无力，面浮肢肿。
舌脉	舌质淡胖嫩、苔白润或白腻，脉沉弦，或细滑，或细结代，或迟细。
治法	温阳化饮，健脾利湿。
方药	苓桂术甘汤（茯苓、桂枝、白术、甘草）。
药物加减	咳嗽痰多者，加半夏、陈皮以燥湿化痰。

 虚热

气虚内热

症状	面色苍白无华，乏力、少气懒言，头晕目眩，腰膝酸软，四肢不温，畏寒，腹胀便溏，男子阳痿，女子月经不调或月经过多。
舌脉	舌质淡胖、苔白滑或白腻，脉沉迟无力。

治法	温肾益气，健脾助运。
方药	补中益气汤（黄芪、人参、白术、炙甘草、柴胡、升麻、当归、陈皮）。
药物加减	湿盛者加茯苓、薏苡仁、泽泻；气滞者加木香、枳实、香附。

虚火上扰	
症状	失眠、多梦、心悸、健忘，虚烦、盗汗，手足心热，口干咽燥。
舌脉	舌尖红、少苔，脉细数。
治法	温肾阳，补肾精，泻相火，调冲任。
方药	二仙汤（仙茅、淫羊藿、巴戟天、当归、黄柏、知母）。
药物加减	若虚火明显者，加玄参以加强清热降火之功；兼脾虚气滞者，加白术、砂仁、陈皮等以健脾和胃。

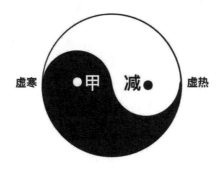

甲状腺结节

虚

心肝阴虚	
症状	颈前肿大或颈前有肿块，伴心悸，多汗，怕热，手颤，五心烦热。
舌脉	舌质红、少苔，脉细数。
治法	滋养阴精，宁心柔肝。
方药	天王补心丹（生地黄、当归、麦冬、天冬、酸枣仁、柏子仁、远志、茯苓、五味子、桔梗、丹参、人参、玄参）。
药物加减	肝阴亏虚、肝经不和而见胁痛隐隐者，可在一贯煎基础上加枸杞子、川楝子养肝疏肝；虚风内动，手指及舌体颤动者，加钩藤、蒺藜、白芍平肝息风；脾胃运化失调致大便稀溏，便次增加者，加白术、薏苡仁、山药、麦芽健运脾胃；肾阴亏虚而见耳鸣、腰酸膝软者，酌加龟甲、桑寄生、牛膝、菟丝子滋补肾阴；病久正气耗伤、精血不足而见消瘦乏力，妇女月经少或经闭，男子阳痿者，可酌加黄芪、山茱萸、熟地黄、枸杞子、制何首乌等补益正气、滋养精血。

🧴 实

气郁痰阻	
症状	颈前正中肿大，质软，无压痛，伴喜叹息，胸胁胀痛。
舌脉	舌质淡红、苔薄白，脉弦滑。
治法	理气疏郁，化痰消瘿。
方药	四海舒郁丸加减（柴胡、青皮、陈皮、青木香、海藻、昆布、海螵蛸、海蛤壳）。
药物加减	胸闷、胁痛者，加柴胡、郁金、香附理气解郁；咽颈不适加桔梗、牛蒡子、木蝴蝶、射干利咽消肿。

痰结血瘀	
症状	颈前出现肿块，按之较硬或有结节，肿块经久未消，胸闷，纳差。
舌脉	舌质暗或紫、苔薄白或白腻，脉弦或涩。
治法	理气活血，化痰消瘿。
方药	海藻玉壶汤（海藻、昆布、海带、青皮、陈皮、半夏、贝母、连翘、甘草、当归、白芍）。
药物加减	结块较硬及有结节者，可酌加黄药子、三棱、莪术、露蜂房、丹参等，以增强活血软坚，消瘿散结的作用；胸闷不舒加郁金、香附理气开郁；郁久化火而见烦热、舌红、苔黄、脉数者，加夏枯草、牡丹皮、玄参以清热泻火；纳差便溏者，加白术、茯苓、山药健脾益气。

	肝火炽盛
症状	颈前轻度或中度肿大，一般柔软、光滑，烦热，易汗出，性情急躁易怒，眼球突出，手指颤抖，面部烘热，口苦。
舌脉	舌质红、苔薄黄，脉弦数。
治法	清肝泻火。
方药	栀子清肝汤合藻药散（栀子、柴胡、白芍、茯苓、甘草、当归、牡丹皮、牛蒡子、海藻）。
药物加减	肝火亢盛，烦躁易怒，脉弦数者，可加龙胆草、夏枯草清肝泻火；风阳内盛，手指颤抖者，加石决明、钩藤、蒺藜、牡蛎平肝息风；兼见胃热内盛而见多食易饥者，加生石膏、知母清泄胃热。

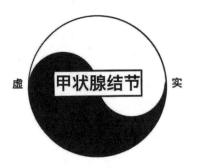

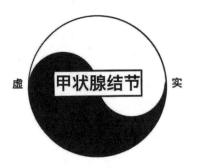
虚　甲状腺结节　实

联合应用，改善甲状腺疾病症状的中医外治法

随着中医治疗甲状腺疾病的优势逐渐显露，中医外治法所做出的贡献也正逐渐引起人们的重视，目前临床上疗效好、患者认可度高的中医外治法主要包括中药封包、针刺、艾灸、耳穴、穴位注射等，针对不同的疾病选取适当的治疗手段往往能取得事半功倍的效果。

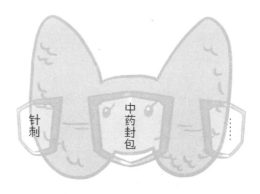

针刺、艾灸可以刺激相应的穴位，通过经络系统之间的相互作用，使气血运行通畅，从而消除导致疾病的基本病理因素，达到治疗的目的。中药内服联合中药封包治疗甲状腺疾病可有效改善甲亢、良性单纯性甲状腺肿、甲状腺结节患者的临床症状、促进甲状腺功能的恢复、缩小结节大小、降低复发率，同时不会引起患者的甲状腺功能及甲状腺抗体的变化，也未见肝肾功能的损害，此方法安全、经济、有效、可靠，能够有效地为广大患者降低痛苦。对于亚甲炎，中医外治法可明显减轻患者的颈部疼痛、

咽痛等，且可避免口服中药导致的胃肠道不良反应，较为安全。对于甲状腺相关性眼病患者，在纠正甲状腺功能的同时配合外治法可以有效缓解当下不适的症状。

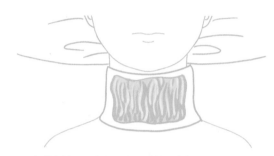

中药封包，将调配好的药物外敷于颈部

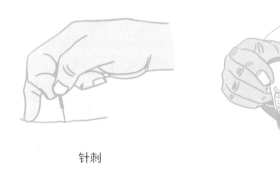

针刺   艾灸

甲状腺功能亢进症

① 中药封包

药物组成：蒲公英、雷公藤、夏枯草、玄参、浙贝母、黄药子。

用法：上药研末，以黄酒调和外敷甲状腺，每日1次。

② 针刺疗法

针刺与抗甲状腺药并用治疗甲亢，具有疗效好、见效快、疗程短、不良反应少等优点。同时也可迅速纠正不良的心理、生理状态，提高患者生存质量。

选穴：内关、间使、足三里、三阴交、水突、气舍、太冲、太溪、合谷、天突、天鼎、关元、照海。

操作：每日针刺1次，行针得气后留针30分钟。

③ 艾灸

艾灸配合口服抗甲状腺药物的方法治疗甲亢，同样可以起到提高疗效、降低复发率的作用。

选穴：风门、肺俞、大椎、身柱、风池为主穴，根据病情结合辨证施治选用配穴。

操作：分别采用回旋灸、实按灸方法，每次每穴灸7~10壮，至局部皮肤红晕、药气温热透达深部为度。每日或隔日1次，10次为1个疗程。

结节性甲状腺肿

① 中药封包

消瘿散结散组成：夏枯草、僵蚕、当归、桔梗、乌药、芒硝、红花、香附、半夏。

用法：将上药打粉，以黄酒或醋和成浓稠的膏状，平铺于纱布，睡前敷于颈前约30分钟，另用红外线灯照射，促进药物吸收。

② 针灸

针灸可加强局部刺激，改善局部血运，起到疏肝解郁、通经活络、化痰散结的功效，同时针灸可使大多数患者甲状腺部位温度升高以改善血液循环和局部代谢，有助于结节的消散。

选穴：风池、天突、太冲、合谷、曲池、肺俞。可配合局部中药封包及穴位贴敷，也可配合经络点穴治疗，主要点手太阴肺经、足阳明胃经、手太阳小肠经。

操作：每日针灸1次，行针得气后留针30分钟。

亚急性甲状腺炎

① 中药封包

中药封包可有效地缓解局部炎症，起到清热解毒、凉血止痛的功效，可与内服中药相配合，标本兼治，提高疗效。

药物组成：醋延胡索、乳香、没药、五倍子、连翘、忍冬藤、山慈菇、漏芦、郁金、醋三棱、醋莪术等。

用法：上药研末，以黄酒调和外敷于患者颈部，每次30～40分钟，每日1次。

② 针灸

选穴：风池（双侧）、天突、太冲（双侧）、合谷（双侧）、曲池（双侧）、膈俞（双侧）等。

操作：宜平补平泻，留针30分钟，每日1次。

甲状腺相关性眼病

① 针灸

针灸治疗甲状腺相关性眼病已不断被证实，作为中医药方面的特色治疗，疗效肯定。

选穴：三阴交（双侧）、风池、阳白、太阳、攒竹、睛明、承泣、丝竹空。

操作：宜平补平泻，留针30分钟，每日1次。

② 中药封包

针对甲状腺相关性眼病导致的突眼施以眼部中药外敷，可起到消肿散结、通络止痛的功效。

药物组成：夏枯草、僵蚕、没药、乳香、冰片、芒硝、红花、香附、菊花、延胡素。

用法：上药研末，醋调敷眼部，每日1次。

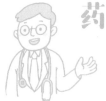

药食同源，甲状腺疾病的相关食疗药膳

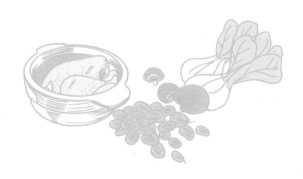

甲状腺功能亢进症

① 双耳汤

配方：银耳、黑木耳适量。

做法：将银耳、黑木耳温水泡发，洗净，加水适量，放入冰糖，用文火蒸1小时即成。每日服1次。

功效：养阴益精。用于阴虚内热者。

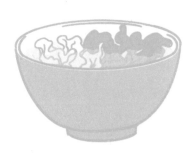

② 淡菜粥

配方：淡菜50克，粳米100克。

做法：将淡菜水煎去渣，再入粳米煮粥，空腹食之。

功效：补肝肾，益精血，消瘿瘤。用于甲亢病久、肝肾亏虚、颈前瘿肿者。

③ 青柿子糕

配方：青柿子1 000克，蜂蜜适量。

做法：青柿子去柄洗净，捣烂并绞成汁，放锅中煎煮浓缩至黏稠，再加入蜂蜜1倍，继续煎至黏稠时，离火冷却、装配备用。每日2次，每次1汤匙，以沸水冲服，连服10～15日。

功效：清热泻火。用于烦躁不安、性急易怒、面部烘热者。

④ 佛手粥

配方：佛手9克，海藻15克，粳米60克，红糖适量。

做法：将佛手、海藻用适量水煎汁去渣后，再加入粳米、红糖煮成粥即成。每日1剂，连服10～15日。

功效：疏肝清热。

⑤ 川贝海带粥

配方：川贝母、海带、丹参各15克，薏苡仁30克，冬瓜60克，红糖适量。

做法：川贝母、丹参先煎汤后去渣，入其他味煮粥食用。每日晨起空腹温服，连服15～20日。

功效：用于颈部肿大、恶心、便溏者。

⑥ 昆布海藻饮

配方：昆布、海藻各15克，牡蛎30克。

做法：将以上各味用水煎汁。每日1次，连服5日。

功效：疏肝清热，理气解郁。

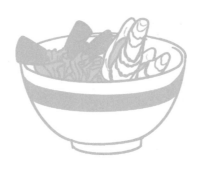

⑦ 竹茹淡菜煎

配方：竹茹、淡菜各15克，牡蛎30克，红糖适量。

做法：将以上各味用水煎汁。每日1剂，连服7～10日。

功效：化痰利湿，软坚散结。

(8) 菊蚌怀珠

配方：取蚌肉10个，瘦猪肉馅100克，鸡蛋1个，黄酒15克，鲜菊花瓣10克，鲜竹叶10片，浙贝母粉3克，以及清汤、葱、姜、食盐、味精等各适量。

做法：将蚌肉洗净，用刀背拍松，放入锅中，加水以文火煮至熟烂后取出，晾凉后切片。将猪肉馅加入浙贝母粉、葱姜末、食盐、鸡蛋清搅匀，做成小丸子，夹入蚌肉片中。竹叶洗净，铺垫在大碗的底部，将蚌肉怀珠摆放在竹叶上，加少许黄酒，上锅蒸熟。另起锅，倒入适量清汤煮沸，加入食盐、味精、菊花稍煮片刻，然后浇在蚌肉上即可。

功效：清肝泻热，散结除瘿。

甲状腺功能减退症

(1) 茯苓山药糕

配方：生山药500克，茯苓粉1 000克，扁豆粉1 000克，砂仁粉30克，大枣（去核）750克，白糖适量。

做法：将山药、大枣洗净、煮熟去皮，继续入水中煮烂，加茯苓粉、扁豆粉、砂仁粉与白糖，定型，入锅内蒸熟。

功效：健脾益气和中，厚肠胃。

② 当归生姜羊肉汤

配方：当归、生姜各100克，羊瘦肉1 000克，八角、肉桂各10克。

做法：加水适量，文火焖至肉烂熟，去药渣，加盐调味。食肉服汤，每次适量。

功效：补血壮阳。

③ 桂圆百合炖鹌鹑

配方：桂圆肉15克，百合30克，鹌鹑2只。

做法：鹌鹑宰后去毛、内脏，洗净，与桂圆肉、百合同时放入锅内，加沸水适量，隔水炖熟。调味服食。

功效：补脑，生血。

④ 洋葱炒羊肉

配方：羊肉200克，洋葱100克，辣椒、生姜及调味品各适量。

做法：羊肉洗净切丝，炒锅上火，放油烧热，放入辣椒炒焦，捞出辣椒后再放入羊肉丝、生姜丝和洋葱翻炒，加入精盐、黄酒、味精、食醋，烧至熟透收汁即成。

功效：温补肝肾，益精。

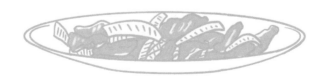

⑤ 桂圆童子鸡

配方：桂圆肉100克，童子鸡1只，调料适量。

做法：将童子鸡去毛杂、洗净，放入沸水锅中氽一下，将桂圆肉择洗干净，放于鸡腹中，调入葱、姜、花椒、盐、味精等，置碗中，上笼蒸约1小时，取出葱、姜即成。

功效：益气，补精，养血。

甲状腺肿

① 海带炖仔鸭

配方：海带250克，仔鸭1只，料酒、葱、姜、精盐、鸡精各适量。

做法：海带用水浸漂2小时，切丝；鸭宰杀后，处理干净；姜切片；葱切丝。将鸭、海带、料酒、姜、葱放入锅内，加水，大火煮沸，改小火炖煮35分钟，加入精盐、鸡精即成。

功效：软坚化痰，利水泻热。

② 海带炖蛤蜊肉

配方：海带、蛤蜊肉各250克，料酒、葱、姜、精盐、鸡精各适量。

做法：将海带洗净，切丝；蛤蜊肉洗净，切块；姜切片、葱切段。将海带、蛤蜊肉、料酒、姜、葱一同放在锅内，加适量水，大火煮沸，再用小火炖煮35分钟，加入精盐、鸡精即成。

功效：软坚，消瘿瘤。

③ 海带炖鲜藕

配方：海带250克，鲜藕250克，精盐适量。

做法：将海带洗净，切丝；藕洗净，切0.2厘米厚的片。将海带、藕一同放在锅内，加适量水，大火煮沸，再用小火炖煮35分钟，加入精盐即成。

功效：软坚，凉血，消瘿。

④ 绿豆海带汤

配方：海带30克，绿豆60克，大米30克，陈皮6克，红糖60克。

做法：将海带泡软洗净切丝。砂锅内加清水，放入大米、绿豆、海带、陈皮，煮至绿豆开花为宜，加入红糖溶匀服食。不喜甜食者可酌加食盐调味。

功效：清凉解毒，消肿软坚，除瘿瘤。

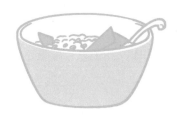

⑤ 紫菜煲淡菜

配方：淡菜60克，紫菜15克。

做法：紫菜清水洗净，淡菜清水浸透，入瓦锅内清水同煮，调味后吃肉饮汤。

功效：软坚散结，消瘿病。

⑥ 海藻饮

配方：海藻500克，冰糖30克，白酒500毫升。

做法：将海藻洗净，放入酒坛内，加入白酒。冰糖磨碎，放在酒坛内，封盖，15日后即可饮用。

功效：软坚，消瘿瘤。

⑦ 补骨脂饮

配方：补骨脂、僵蚕各10克，半夏9克，天南星6克，白糖少许。

做法：将补骨脂、僵蚕、半夏、天南星洗干净，放入锅内，加适量水，用大火煮沸，再用小火煎煮25分钟，关火，去渣留汁，在汁液内加入白糖搅拌均匀即成。

功效：祛风解痉，化痰散结。

亚急性甲状腺炎

① 三宝粥

配方：酸枣仁30克，柏子仁25克，莲子心10克，大米100克。

做法：将大米洗净，温水浸泡2小时；三味药用温水冲洗3遍，温水浸泡30分钟。将浸泡好的药和大米用文火熬成稀粥。

服法：每日早、中、晚按顿服，服用量根据自己的饭量来掌握。

② 蚝豉海带汤

配方：蚝豉1克，海带60克。

做法：将蚝豉、海带水煎煮熟。

服法：每日1～2次。

③ 紫菜萝卜汤

配方：紫菜15克，白萝卜300克，陈皮6克，适量调味品。

做法：将紫菜、白萝卜、陈皮水煎煮熟，加入适量调味品调味。

服法：每日2次。

④ 什锦豆腐

配方：豆腐4块，番茄150克，木耳、冬笋、豌豆各15克，湿淀粉、生油各9克，盐等调味品适量。

做法：番茄用油煸炒，加木耳、冬笋、豌豆、豆腐及适量水煮至沸腾，淀粉勾芡，调味出锅。

服法：随餐服用。

甲状腺癌

海藻乌鸡汤

配方：乌鸡肉50克，海藻30克，大米100克。

做法：将海藻洗净；乌鸡肉洗净，切约2厘米大小方块；大米淘洗干净。将大米、海藻、乌鸡肉一同放在锅内，加适量水，放在大火上煮沸，再用小火煮35分钟即成。

功效：养胃，软坚，消肿，散结。

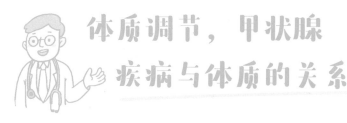

体质调节，甲状腺疾病与体质的关系

中医体质学说是以中医理论为主导，研究各种体质类型的生理、病理特点，并以此分析疾病的反应状态、病变的性质和发展趋向，指导预防和治疗的学说。对于甲状腺疾病来说同样有着指导防治的作用。

中医体质调查发现，大部分甲状腺功能亢进症的患者多属于阴虚和气郁体质，甲状腺功能减退症患者多属于气虚和阳虚体质，甲状腺结节患者多属于痰湿和血瘀体质。

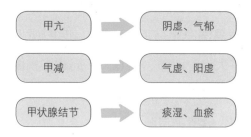

阴虚体质

常见表现：手足心热，口燥咽干，鼻微干，喜冷饮，大便干燥，体形偏瘦。舌红少津，脉细数。

心理特征：性情急躁，外向好动，活泼。

发病倾向：易患甲亢、不寐、虚劳等病。

对外界环境适应能力：耐冬不耐夏；不耐受暑、热、燥邪。

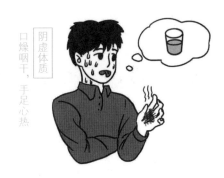

口燥咽干，手足心热

阴虚体质

气郁体质

常见表现：神情抑郁，情感脆弱，烦闷不乐，形体瘦者为多。舌淡红，苔薄白，脉弦。

心理特征：性格内向不稳定，敏感多虑。

发病倾向：易患甲亢、梅核气及郁证等病。

对外界环境适应能力：对精神刺激适应能力较差，不适应阴雨天气。

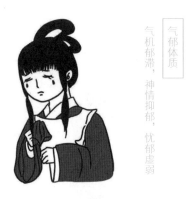

气机郁滞，神情抑郁，忧郁虚弱

气郁体质

气虚体质

常见表现：平素语音低弱，气短懒言，容易疲乏，精神不振，易出汗，肌肉松软不实。舌淡红，舌边有齿痕，脉弱。

心理特征：性格内向，不喜冒险。

发病倾向：易患甲减、感冒等病，且病后康复缓慢。

对外界环境适应能力：不耐受风、寒、暑、湿邪。

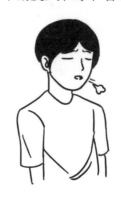

气虚体质

语声低怯，气短懒言，常出虚汗

阳虚体质

常见表现：平素畏冷，手足不温，喜热饮食，精神不振，肌肉松软不实。舌淡胖嫩，脉沉迟。

心理特征：性格多沉静、内向。

发病倾向：易患甲减、肿胀、泄泻等病。

对外界环境适应能力：耐夏不耐冬，易感风、寒、湿邪。

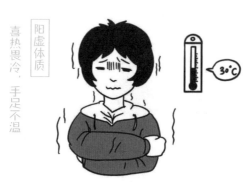

阳虚体质

喜热畏冷，手足不温

30℃

痰湿体质

常见表现：面部皮肤油脂较多，多汗且黏，胸闷，痰多，口黏腻或甜，喜食肥甘甜黏，体形肥胖，腹部肥满松软。苔腻，脉滑。

心理特征：性格偏温和、稳重，多善于忍耐。

发病倾向：易患甲状腺结节、消渴等病。

对外界环境适应能力：对梅雨季节及湿重环境适应能力差。

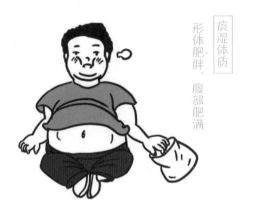

痰湿体质

形体肥胖，腹部肥满

血瘀体质

常见表现：肤色晦暗，色素沉着，容易出现瘀斑，口唇黯淡，胖瘦均见。舌黯或有瘀点，舌下络脉紫黯或增粗，脉涩。

心理特征：易烦，健忘。

发病倾向：易患甲状腺结节、癥瘕及痛证、血证等。

对外界环境适应能力：不耐受寒邪。

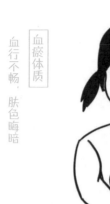

血瘀体质

血行不畅，肤色晦暗

　　以上体质的人易感甲状腺疾病，所以日常生活中我们要改变不良的生活习惯，避免高强度的工作、劳累紧张、熬夜等，增强自身的体质状况，必要时可适当配合中药进行身体的调理，规律的生活习惯有利于防治甲状腺疾病。

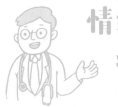

情绪调节，甲状腺 疾病的情绪稳定法

甲状腺病的发生多数与人的情志失调有密切的关系。在已有的研究中不难发现，患有甲状腺功能亢进症的患者多会伴发一系列的情绪症状，如紧张、焦虑、急躁易怒、激动、情绪不稳等，据医学研究表明，75%以上的甲亢患者发病前都有不良情绪方面的诱因；而甲减患者则多在不同程度上表现为情绪低落、易疲劳、健忘，严重者在临床表现上甚至常常与抑郁症相混淆。另外，脾气不好、爱多想、善猜忌者，比心平气和、旷达开朗的人更容易患有甲状腺结节。对于需要进行手术的甲状腺癌患者，手术不仅是身体上的创伤过程，也会对自己的心理造成一定影响，术前、术后患者难免受焦虑、抑郁情绪影响，从而使预后不佳，导致患者生活质量下降。因此，保持良好的心态、乐观的生活态度，特别是心情舒畅，对减少甲状腺病的发生非常重要。

那么调节情绪的方法有哪些呢？

自我转移法

偶尔产生的不良情绪是自我不能控制的，此时必须采取自我转移法，把自己的精力和情感转移到其他事情或活动中去，可以散散步、听听音乐，做一些自己喜欢的事情。

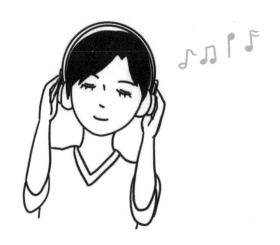

自我宣泄法

　　若长期受负面情绪影响，切忌把不良情绪埋于心里，因为这样更容易遭受心理疾病的侵袭。如果超过了心理承受极限，就容易出现甲状腺疾病，甚至抑郁症、焦虑症等疾病。所以当压抑已久不能缓解时可以向至亲好友倾诉，悲伤时也可以选择大哭一场，或者将情绪书写在日记里，寻找最适合自己的宣泄方式。

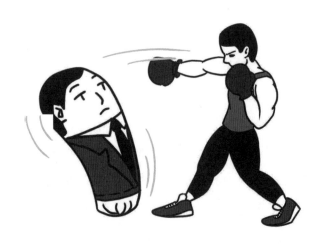

美食解压法

　　"吃货"坚信"美食可以治愈一切"的理念，在一定程度上美食可以缓解情绪，吃自己喜欢的东西，会让人心情变好，但也要适量，不可暴饮暴食。平时可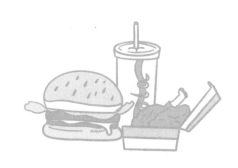以选择多食些牛奶、香蕉以及富含维生素B的食物，这些食物有助于改善不良情绪。

幽默调节法

　　幽默与欢笑能缓冲恶劣的情绪，是不良情绪的缓冲剂。幽默的语言给人带来欢笑，可以驱散心中的积郁，使人们的内心从紧张和重压下释放出来，化作轻松的一笑。如果身边有人有烦恼、心情差，不妨给他讲讲幽默的笑话，看看喜剧电影，回忆一下有趣的往事。

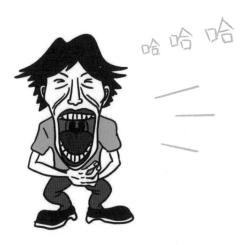

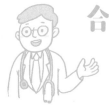

合理运动，甲状腺疾病的运动疗法

俗话说：生命在于运动。

合理的运动对于病患是有利无害的，对甲状腺疾病患者也不例外。《黄帝内经》中说："久视伤血，久卧伤气，久坐伤肉，久立伤骨，久行伤筋，是谓五劳所伤。"所以不仅要合理运动，还不能过度。有研究表明，体育运动还可释放过度的焦虑、

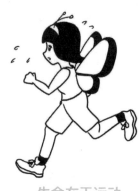

生命在于运动

郁闷、气愤、恐惧等消极、不良的情绪，消除或缓解精神紧张，对甲状腺疾病患者情绪的调节也有促进作用。

甲亢患者在甲状腺功能没有恢复到正常之前，应以休息静养为主，恢复过程中运动量也不宜过大。病情稳定后宜选择散步、太极、八段锦等轻缓的运动，避免时间过长或劳累。

甲减患者及其他甲状腺疾病患者在甲状腺功能维持正常阶段，运动锻炼方法可随意选择，与其他正常人无异。

甲状腺激素参与着人体神经系统的调节，因此，关于甲状腺疾病的运动疗法，需要坚守两个原则，即"温和""平稳"，这时，中医特色运动疗法的突出优势就逐渐显露。下面，让我们一起为甲状腺的健康量身定制"运动课表"。

太极拳

太极是一种在民间流传很广、深为人们喜爱的健身拳术，是中华民族传统的运动养生法之一。太极拳动作柔和、徐缓、处处分虚实；刚柔并济、内外协调、动静结合。可以让"躁动亢奋的甲状腺"安静下来，同样也可让"消极沉闷的甲状腺"活泼起来。

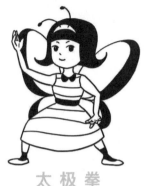

太极拳

五禽戏

五禽戏是养生术，模仿猛虎猛扑呼啸、小鹿愉快飞奔、熊慢步行走、猿猴左右跳跃、鸟儿展翅飞翔等动作，通过这一系列的运作，活动腰肢关节，壮腰健肾，疏肝健脾，补益心肺，清利头目，增强心肺功能，促进身体素质的提高，它简便易学，故不论男女老幼均可选练，对于甲状腺疾病的预防与康复同样效果显著。

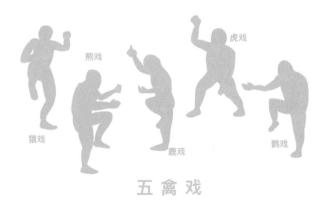

熊戏　虎戏　猿戏　鹿戏　鹤戏

五禽戏

八段锦

经络通畅是健康的基础，八段锦就是以中医经络学为基础，其每一式都有对应的脏腑和三焦，通过调身、调息、调心，协调全身各部的运动，疏通经络，保证气血通畅，从而实现"骨正筋柔，气血以流"的目的，其动作看似轻柔和缓，但却可以使身体的每个部位在锻炼的同时得到放松，对于甲状腺健康十分有益。

八段锦

双手托天理三焦，左右开弓似射雕。

调理脾胃须单举，五劳七伤向后瞧。

摇头摆尾去心火，两手攀足固肾腰。

攒拳怒目增力气，背后七颠百病消。

精神调摄

精神调摄，又称情志调摄、心理调摄，是在中医理论指导下，通过主动清静养生、怡情畅神、适时调神、修性治神等方法和手段，保护和增强人的心理健康或促进心身康复的一种养生方法。

导引调摄

导引调摄是指通过形体的运动，来导引气机、畅通经络、调节脏腑机能，从而达到强身健体、延年益寿、促进身心健康的目的。

走出甲状腺疾病误区

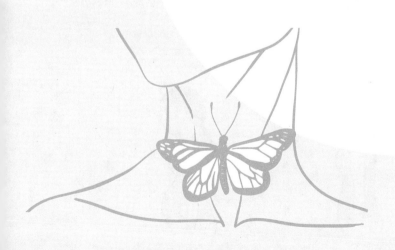

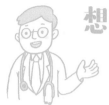

想要宝宝但我有甲亢不能怀孕

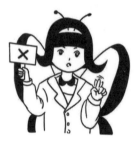
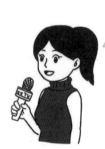

> 医生你好，听说甲亢患者不能怀孕？

很多人认为患了甲亢对健康影响很大，不能要宝宝，注定今生与宝宝无缘，其实这种想法是错误的，只要采取正确的治疗方式使甲亢得到有效控制，即便得了甲亢也同样享有做妈妈的权利。当甲状腺功能控制在正常范围内，并且处于口服小剂量抗甲状腺药物的维持阶段，既可保证甲状腺功能正常又不会对胎儿产生不良影响时就可以怀孕。

怀孕期间的用药方法如下：

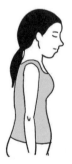
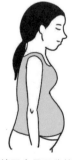

怀孕后的前三个月：由于甲巯咪唑有明确的致畸作用，因此在孕早期使用丙硫氧嘧啶治疗。

怀孕第四个月至分娩：孕中期和孕晚期改用甲巯咪唑。

目前常用的抗甲状腺药物有丙硫氧嘧啶（PTU）和甲巯咪唑（MMI）。在妊娠的前6周，胎儿的甲状腺还未发育完全，不能合成甲状腺激素，需要依靠母体供给的甲状腺激素促进生长，PTU与MMI均可通过胎盘。多数研究和指南认为，PTU的致畸作用显著低于MMI。依据PTU（潜在的肝毒性）和MMI（潜在的致畸性）的不良反应和对胎儿的影响，推荐：孕前使用MMI治疗者妊娠后改为PTU，妊娠3个月后改为MMI。这样可以最大程度避免早孕时MMI的致畸作用和PTU的肝脏毒性。但如果孕早期孕妇对PTU不耐受，鉴于未经治疗的甲亢对胎儿的影响更大，还是推荐用MMI。改药后2周，复测甲状腺功能，此后2～4周复查，并及时调整用量。

口服抗甲状腺药物的孕妇，除了常规的产检之外，还要遵医嘱定期复查甲状腺功能、肝功能及血常规，定期至门诊复诊，调整抗甲状腺药物的剂量。妊娠期间切不可自作主张随意调整用药剂量。

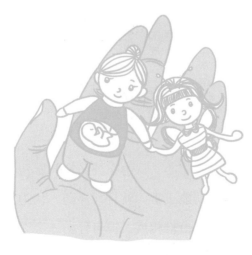

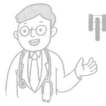

甲减怀孕，还不快停药

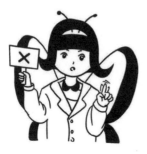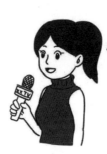

有的孕妇害怕药物影响宝宝，一怀孕就停药可以吗？

优生优育是每个家庭的美好愿望，作为父母都希望自己的宝宝健健康康、快快乐乐地成长。患甲减的孕妇如果想要"生一个健康的宝宝"，需牢记以下三个步骤：

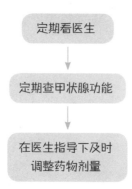

定期看医生

定期查甲状腺功能

在医生指导下及时调整药物剂量

总有部分孕妇过度担心，认为在怀孕期间服药会影响胎儿的发育，一看到甲状腺功能正常，就自行停药，认为停药就不会对胎儿产生影响。可事实恰恰相反，擅自停药才会对孕妇和胎儿产生不良的影响。尤其在妊娠早期，胎儿的甲状腺尚未发育完全，不能产生甲状腺激素，胎儿发育所需的甲状腺激素主要来源于母体。此时，若孕妇体内甲状腺激素不足，就不能使胎儿的脑神经发育完全，这就直接影响胎儿的智力，严重者还可发生呆小症。

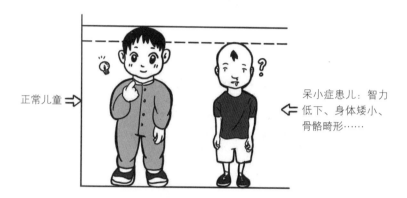

正常儿童 ⇒

⇐ 呆小症患儿：智力低下、身体矮小、骨骼畸形……

因此，孕妇一旦发现甲减，应及时去医院就诊，采用替代治疗，使血液中甲状腺激素的水平尽快恢复至正常，以免胎儿的生长发育受到影响。

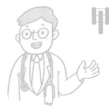

甲状腺结节，
十有八九会恶变

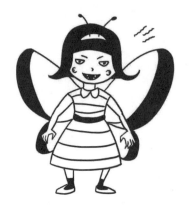

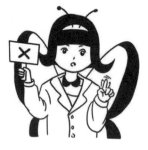

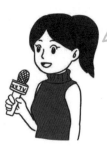

甲状腺结节和甲状腺癌有必然联系吗？

　　几乎所有患者经过检查发现甲状腺有结节时，就会马上去医院就诊，见到医生第一个问题就是甲状腺结节是不是会恶变，是不是一定要尽快做手术。其实，甲状腺结节的治疗是要根据结节的大小、类型、良恶性及患者出现的症状来决定治疗方案的。

　　当发现甲状腺有结节时，要首先看是否有症状，其次检查一下甲状腺彩超，看看结节的大小。如果没有任何不适，可以定期复查甲状腺彩超，观察结节是否比之前增大，再根据患者出现的症状，决定是否做病理检查，最后确定治疗方案。大部分患者即使有结节，但是并未出现一系列症状，且定期复查甲状腺彩超结节的大小几乎不变、形态是规则的、质地是均匀的、边界是清晰的、弹性是良好的、颈部淋巴结未见肿大，这类患者是无须特别治疗的。如果在检查时发现甲状腺结节形态不规则、质地较硬、边界不清晰、血流丰富，吞咽时活动度差、比较固定，或病变部位同侧的淋巴结也随之肿大，或结节在短时间内发展较快，压迫气管出现呼吸困难，或压迫喉返神经出现声音嘶哑，则应警惕恶性结节的可能。

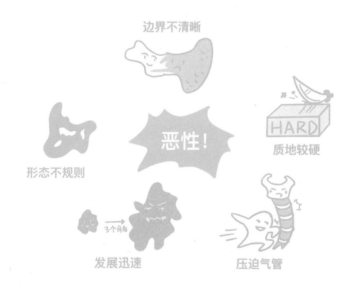

甲状腺结节和甲状腺癌有着完全不同的本质，甲状腺结节是甲状腺细胞在局部异常生长所引起的散在病变。5%～15%的甲状腺结节为恶性，即甲状腺癌。简单来说，结节是好细胞堆成了坏形状，而癌是连细胞都坏了。从结节进展到癌，是基因之间的斗争，实际上需要漫长的时间。若发现甲状腺结节，一定要去医院查清楚病情，在医生的指导下决定下一步的治疗方案。

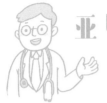

亚甲炎和感冒，傻傻分不清

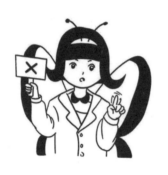
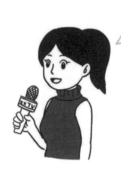

"感冒"大家都很熟悉，当体内的正气虚弱时，再加上外邪的侵袭就很容易引起上呼吸道感染，也就是平时所说的"感冒"。同样的道理，当甲状腺感染了病毒，也会"感冒"。

"感冒"的甲状腺指的是甲状腺炎中的一种——亚急性甲状腺炎。亚急性甲状腺炎的临床症状与"感冒"很相似，一般表现为发热、倦怠、咽痛，起初疼痛通常位于甲状腺的一侧，继而向耳根及下颌部放射，常常伴有全身不适、乏力、肌肉疼痛，一般在第3～4天达到高峰，一周内消退，也有不少患者起病缓慢，病情起伏波动持续3～6周，好转后易再次复发。大约有一半以上的患者会出现甲亢的表现，如兴奋、怕热、汗出、心慌、多食、消瘦等，这些症状是因为急性炎症时甲状腺释放过多的甲状腺激素所引起的，在疾病消退过程中，部分患者会出现腹胀、便秘、怕冷等甲状腺功能减退的症状，但持续的时间不长，最后甲状腺的功能恢复正常。亚甲炎与普通甲亢特征是不同的，通过理化检查就能区分开。血液检查可发现血沉加快，白细胞数量增多，C反应蛋白升高。在整个疾病过程中，甲状腺相关抗体是阴性的。超声检查可见甲状腺呈轻、中度弥漫性肿大，内部回声不均匀，可见低回声或无回声，血流信号减弱或消失。

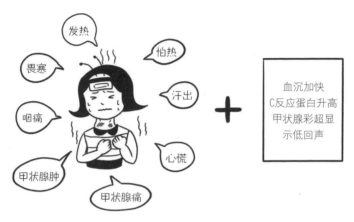

身体素质较好的人患了普通感冒多休息、多喝水、保证充足的睡眠，不吃药、不打针也会自愈。甲状腺"感冒"也是一样，如果症状较轻，患者能够耐受，可以不做任何治疗，静养观察即可，一个月左右的时间，机体会恢复正常状态。如果症状较严重，患者难以忍受，则必须采取治疗措施，选用阿司匹林、非甾

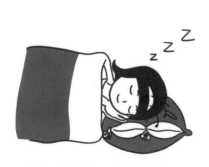

轻症：注意休息，观察病情变化

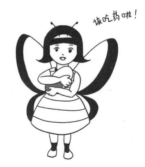

重症：应用非甾体抗炎药缓解症状

体抗炎药等缓解症状。

因此，当出现类似"感冒"的症状时，一定要查清楚是不是真的"感冒"了，不要误将亚急性甲状腺炎当作"感冒"，从而耽误了病情，延误了治疗。

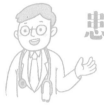

患了甲减，就要多补碘

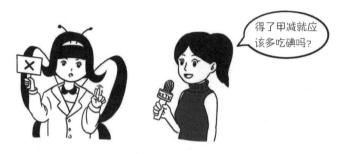

很多甲减患者盲目地认为甲减就应该多补充碘，其实这是一种不完全正确的想法。甲减首先要区分是哪种类型，然后才能根据病情决定是否补充碘剂。

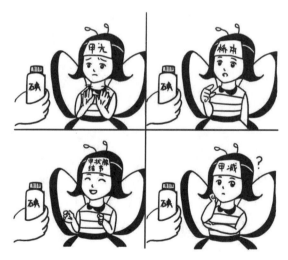

我们常说的"粗脖子病"就是地方性甲状腺肿。长期居住在山区或远离海洋这些缺碘的地区的居民，会因摄碘不足而患地方

性甲状腺肿。这类患者合并甲减时，应当适量补碘。世界卫生组织推荐成年人每日摄碘量为150mg。碘摄取的多少与甲状腺肿的患病率存在一定关系，当碘缺乏时，摄入适量的碘，甲状腺肿的患病率会逐渐下降，但是随着摄碘量的增加，体内的碘已经达到平衡，此时再进行补碘，同样也会出现甲状腺肿，因此补碘要适度，"碘"到为止。

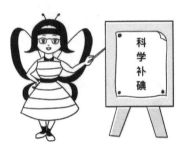

如果是桥本甲状腺炎合并的甲减，就应该慎重补碘，短期内过量补碘会加重病情。因此，对于甲减患者是否要补碘、怎样补碘、补多少，都是根据患者的病情决定的。在临床中会发现绝大部分的甲减患者都是由桥本甲状腺炎引起的，所以，对于甲减患者而言，不能盲目地补碘或忌碘，当出现问题的时候，最好去咨询内分泌科的医生，正确对待补碘这个问题。

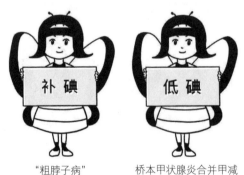

"粗脖子病"　　　　桥本甲状腺炎合并甲减

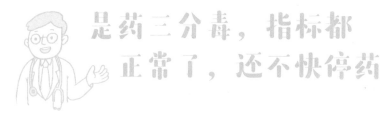

是药三分毒，指标都正常了，还不快停药

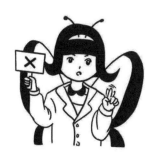
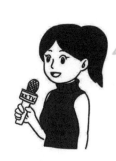

吃药后甲状腺功能恢复了，就能停药了吗？

很多甲亢患者认为甲状腺功能正常了，疾病就好了，就可以停药了，也不去医院复诊，自己就把药物停掉了。往往没过多久，心慌、乏力、突眼、腹泻、便秘、颜面浮肿及双下肢水肿等症状又出现了，大家都很疑惑：明明我的甲状腺功能已经正常了，已经治好了，为什么现在又出现了不适症状？

对于甲减患者而言，甲减是一种慢性终身性疾病，需终身口服甲状腺激素以补充自身分泌的不足。很多患者服药一段时间后就会变得很烦躁，不想继续坚持服药，于是来到医院问医生可不可以停药，答案无疑是否定的。如何与优甲乐和谐相处，让它成为生活的一部分，是甲减患者很苦恼的问题。其实，仔细想一想患甲减也不一定就是坏事，甲减患者的代谢慢，这有利于生命的延长；在口服优甲乐的同时还可以正常妊娠，但是甲亢患者没有治愈或是服药期间就不建议妊娠。甲减患者要正视和左甲状腺素钠片的关系，尝试接纳它，和它友好相处，毕竟它在为我们补充

131

身体必需而自身却无法自给自足的"能量"，每天起床后先吃左甲状腺素钠片，长期坚持就成了习惯，自然就会收到好的效果。

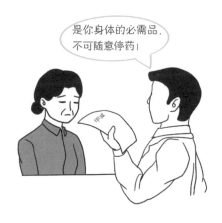

甲状腺功能正常是否可以停药要根据疾病的情况，在医生的指导下进行。

甲亢	如果是初发，而且是初次治疗，是可以治愈的，疗程1~2年，不同的人体质不同，治愈的时间也有所不同。但是，治愈的前提是病情在治疗过程中无反复，定期到内分泌科门诊复诊，在医生的指导下停药，绝不是患者看甲状腺功能正常了，就自行停用药物。这样没过多久，甲亢就会反复，并且每反复一次都要比上一次严重，也就谈不上治愈的可能了。许多患者因长期口服药物变得心情烦躁，情绪易激动，这样又加重了甲亢的进展，形成了恶性循环。
甲减	甲减是一种不能根治的慢性疾病，替代疗法并没有从根本上解决甲状腺分泌激素的不足，大部分患者需终身服药。 即使甲状腺功能正常了，也一定不能停药，因为是用药之后甲状腺功能才正常的，不用药甲状腺功能就会不正常，而且患者会出现乏力、记忆力下降、脱发及黏液性水肿等一系列症状，主要是因为替代疗法就是用甲状腺激素制剂来补充身体自身分泌少的甲状腺激素。

最后，无论是甲亢还是甲减，即使甲状腺功能正常了，也不能擅自停药，一定要听取医生的建议。甲亢有停药的可能性，但

并不是甲状腺功能正常了就可以停；大部分甲减患者是需要终身服药的，定期查甲状腺功能是为了看看甲状腺素补充的剂量够不够，是否需要调整，而不是看到甲状腺功能正常了就误认为可以停药。

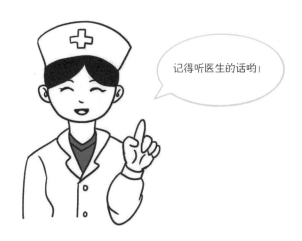

记得听医生的话哟！

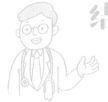

结节早切早轻松，
以免夜长梦多

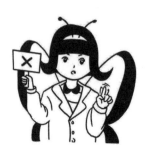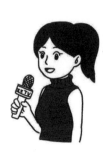

彩超查出甲状腺结节一定要切除吗？

对于这个问题大家一定会有很多疑问：

发现甲状腺有结节该怎么办？

甲状腺结节是不是一发现就要手术切除？

甲状腺结节切除后还会再长吗？

我们给的答案是：不！

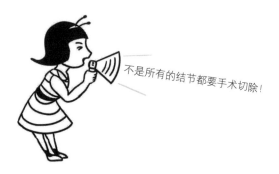

不是所有的结节都要手术切除！

　　甲状腺结节是分良恶性的，良性结节多为细胞增生、炎症、退行性变、腺瘤等；恶性结节多为甲状腺癌或转移癌。甲状腺结节可以单发也可以多发，多发结节比单发结节发病率高，但单发结节甲状腺癌的发病率高。多数良性结节仅需定期随访，不需要特殊治疗，嘱患者每三个月或半年复查甲状腺彩超，对比结节是否有变化，当结节比之前增大，且出现不适症状时，需要及时向医生咨询。少数情况下，可选择手术治疗、放射性碘治疗或射频消融及微波消融术等，采用以上方法治疗前，必须先排除恶性结节的可能性，并不是所有的结节都一定要手术。当结节是单发的，且短时间内迅速增长变大，经过穿刺做病理检查后确认是恶性结节，就一定要选择手术尽早将其切除，防止癌细胞扩散。

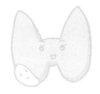

良性

需定期随访（每三个月或半年复查甲状腺彩超），对比前后症状变化，结节的变化、大小。

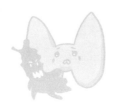

恶性

确认是恶性结节，就一定要选择手术尽早将其切除，防止癌细胞扩散。

因此，并不是所有甲状腺结节都要选择手术治疗，一定要具体问题具体分析，手术切除后也不意味着结节就完全治愈，部分患者手术切除结节后，还会再次长出结节。针对甲状腺结节的治疗一定要在充分了解病情的前提下，再决定选择哪种治疗方法。

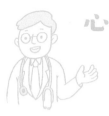

心脏怦怦跳，
我肯定得了心脏病

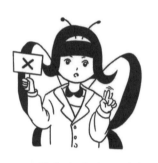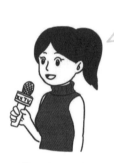

感觉心脏不适一定是心脏出问题了吗？

很多人当出现胸闷、心慌、气短等不适症状时都会很自然地想是不是心脏出了问题，于是匆匆赶到医院心病科就诊，经过一系列相关检查都未见明显阳性指征，兜兜转转最后来到了内分泌科就诊，才发现原来病因不在心脏。这部分患者往往是由于甲亢导致甲状腺激素分泌过多，从而对心脏造成不良影响，出现如心动过速、心房颤动、甲亢性心肌病等，严重者出现心力衰竭。

因此，心中悸动不安不一定是心脏出了问题，引起心悸的原因有很多，不能只看到一方面，人体是一个整体，任何一处出现问题都会引起其他系统发生病变，可将其形象地比喻为牵一"腺"而动全身。

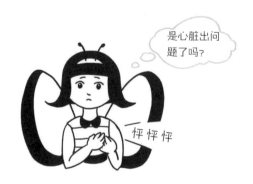

是心脏出问题了吗？

怦怦怦

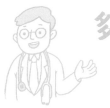

多吃碘会更聪明

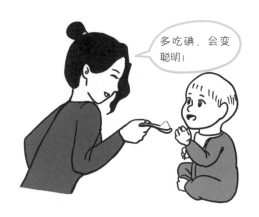

多吃碘，会变聪明！

　　妈妈都希望自己的孩子健康聪明，适当地注意碘摄入也的确有助于智力发育，但是过量地摄入碘也会引起多种疾病。无论补充什么，都要把握好"度"，过与不及都是不正确的，补碘亦是如此。

　　碘过量对智力的不良影响同样是不容忽视的，多项研究显示，高碘地区学生的智商明显低于适碘地区。大量的动物实验研究也显示，过量碘负荷可以使动物的脑重量减轻，学习记忆能力下降。由此可见，碘缺乏与碘过量都可能对智力发育造成影响，并非碘摄入越多越好。

　　另外，碘摄入过多还可能造成甲状腺功能的异常，从而引起甲状腺相关疾病，如甲状腺功能亢进症、高碘性甲状腺肿、甲状腺功能减退症、自身免疫性甲状腺炎及甲状腺癌等。所以，就如糕点吃多了会让孩子长胖，高碘同样会影响孩子的身体健康，因此要正确对待碘摄入的问题。

小贴士

　　人体所需的碘主要来源于食物，占每天总摄入量的80%左右；其次为饮水和食盐。其中，海洋生物，如海带、紫菜、海鱼等含碘量最高，陆地食品中蛋、奶含碘量相对稍高，而肉类和淡水鱼中较低，植物中含碘量最低。因此，我们在补碘时要充分考虑地区差异，分区域个体化补碘。每人每天食用碘盐量以6～8g为宜，相当于一啤酒瓶盖的碘盐，再加上日常食物和饮用水，完全可以满足每天所需碘元素的补给。

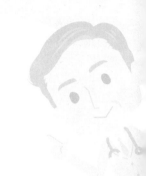

呵护甲状腺健康
从生活做起

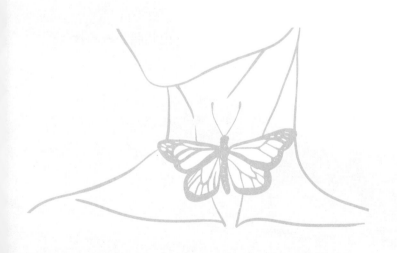

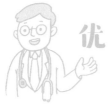

优生优育记得查甲状腺哟

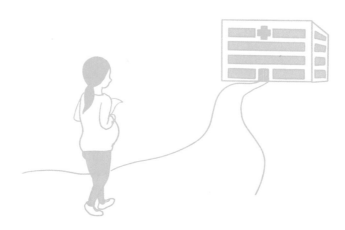

能够孕育健康可爱的小生命是一件十分幸福的事，几乎所有的准妈妈都会在怀孕前及怀孕的过程中进行一系列的妊娠检查以确保孩子的健康，其中最常见的产前检查包括妇科彩超、性腺激素、卵巢功能等，但也许很多准妈妈还不知道，甲状腺功能的检查同样不容忽视。

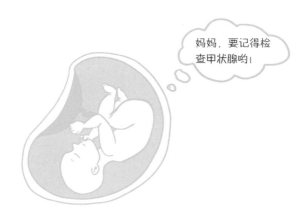

妈妈，要记得检查甲状腺哟！

胚胎在形成初期，尤其是前三个月，无法自行分泌甲状腺激素，而甲状腺激素又是胎儿生长发育必不可少的一种激素，这时就要从母体获取甲状腺激素以保证自身的茁壮成长，一旦母亲患有甲状腺功能的异常，无论是甲亢、甲减还是甲状腺炎，都会给孩子的生长发育带来不良影响，而育龄期妇女由于其雌激素、孕激素的水平较高，因此发生甲状腺疾病的概率也更高。

妊娠 ➕ **甲状腺疾病** ➡️ **早产**　　**流产**　　**先天畸形**

　　妊娠合并甲状腺疾病可能导致严重的后果。因此，对育龄期妇女进行甲状腺功能水平的检测，筛查甲状腺疾病已经引起广泛的重视。就目前而言，孕前检查时进行甲状腺功能检查，已经成为优生优育筛查的重要项目，育龄期妇女进行甲状腺功能的检查对于优生优育具有重要的意义。

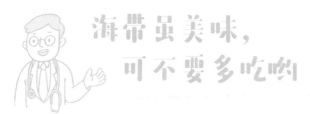

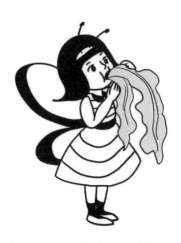

　　碘，素有"智力元素"的美名，人体有90%的碘集中储存在甲状腺，碘的多少直接影响着甲状腺的形态与功能。虽然大多数患有甲状腺疾病的人通过积极配合治疗并不会对生活质量带来太多的影响，但对于这一类患者，拿捏好碘的摄入量往往对疾病的控制和治疗起到意想不到的辅助作用。随着甲状腺疾病普及度的不断提高，碘的神秘面纱正逐层揭开，该不该吃碘，什么情况下多吃、少吃还是不吃碘，常常是甲状腺患者询问医生最多的问题。

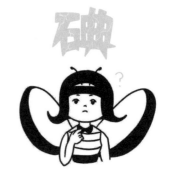

　　众所周知，含碘高的食物多为海产品，人们餐桌上常见的海带、紫菜、海贝、海鱼均含有丰富的碘，其中以海带的含碘量

最高，经常吃海带不仅可以通过补充体内的碘而达到促进生物氧化、调节蛋白质合成和分解、促进糖脂代谢、促进维生素吸收的作用，还可以有效地防治甲状腺肿大，但口感好、味道佳的海带是不是好吃就能多吃呢？

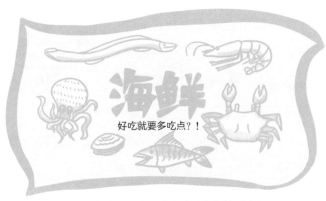

好吃就要多吃点？！

碘摄入原则：具体问题具体分析

甲亢

由于碘是甲状腺激素的主要合成原料，甲亢患者如摄入过多的碘会使甲状腺激素含量增加，血液中甲状腺激素过多便会对循环、消化、神经等各个系统产生明显的兴奋作用，使机体的高代谢表现进一步加重。因此，甲亢患者应禁食含碘食物，少食含碘盐，必要时购买无碘盐。

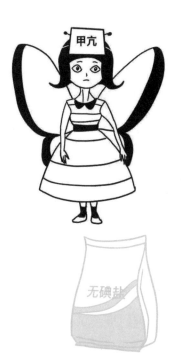

甲减

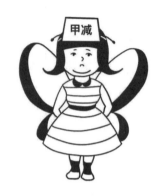

　　许多患者认为，既然碘是甲状腺激素合成的原料，那么当甲状腺激素分泌不足时，就理应多吃含碘食物。其实并非如此，即便是对于甲减患者也不该一概而论。即便要补，也该补得科学，补得适量，否则不仅病情得不到缓解，还会适得其反。

　　（1）对于由于地理环境原因，碘摄入量不足所引起的地方性甲状腺肿合并甲减时，应适量补碘。

　　（2）对于合并桥本甲状腺炎的患者则应慎重补碘，碘的不当摄入可能会引起病情的波动和加重。

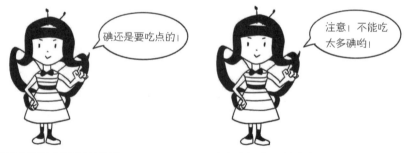

碘摄入量不足所引起的地
方性甲状腺肿合并甲减

甲减合并桥本甲状腺炎

甲状腺结节

　　患者大多能体会到，单纯的甲状腺结节大多不会引起明显的不适，但当合并甲状腺功能异常时，不仅会出现一系列的症状，对于碘的摄入量也需引起重视。

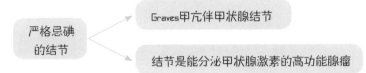

严格忌碘的结节 → Graves甲亢伴甲状腺结节

→ 结节是能分泌甲状腺激素的高功能腺瘤

以上两种情况需严格控制碘的摄入，以免加重甲亢症状。

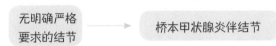

无明确严格要求的结节 → 桥本甲状腺炎伴结节

此病虽无须严格忌碘，但大量摄入碘也会加重甲状腺细胞的破坏而使病情进展，因此主张控制摄入量。

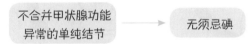

不合并甲状腺功能异常的单纯结节 → 无须忌碘

🧴 地方性甲状腺肿

地方性甲状腺肿的患者多分布在内陆山区或离海较远的地区，主要原因是长期的碘摄入不足，所以对于这一类患者，主张增加碘的摄入，不仅鼓励多食用海带等海产品，对于甲状腺轻、中度肿大的患者还应适当补充碘剂。

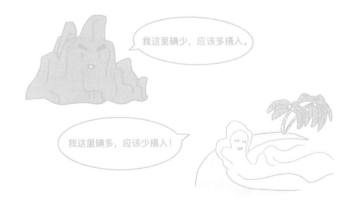

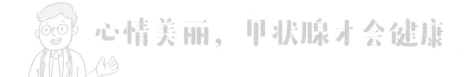

心情美丽，甲状腺才会健康

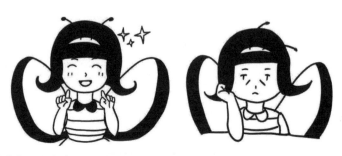

甲亢、甲减、甲状腺结节等看似不起眼的甲状腺疾病，往往会给人们的健康带来很多烦恼。许多女性在强大的工作生活压力下颈前的甲状腺都会受到不好的影响。所以，要战胜甲状腺疾病，首先需要做到的就是避免不良情绪，保持良好的心态。

许多疾病的发生发展都与不良情绪有着密不可分的关系，尤其是患有甲状腺疾病的患者多存在忧思易怒的特点，平时脾气不好、善于猜忌、性格内向、多愁善感的人较心情平和、豁达开朗的人更容易患有甲状腺疾病。因此，保持一颗平和、愉悦的心，对于避免甲状腺疾病的发生大有裨益。同时，对于已经患有甲状腺疾病的人群，虽然距离疾病的彻底治愈还有很漫长的路要走，但仍不应忽视心理治疗在疾病转归预后中的强大作用，在疾病治疗的过程中端正心态、不急躁、不气馁，相信美丽的"蝴蝶"总有一天会回到同样美丽优雅的"天鹅颈"上。

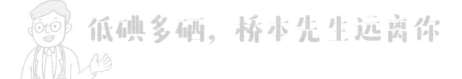

低碘多硒，桥本先生远离你

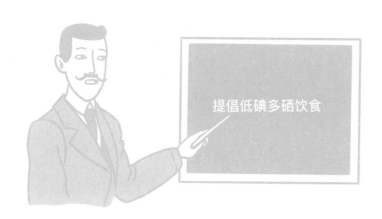

提倡低碘多硒饮食

桥本甲状腺炎是一种自身免疫性疾病，正常的免疫系统抗体可对外来的抗原或体内不正常的细胞进行攻击和清除，以起到机体自我保护的作用，但免疫系统也有开小差犯错误的时候，最常见的错误就是"不认自家人"，将正常、健康的细胞当成侵略者进行攻击和排斥，这种行为可能打破人体正常的平衡，影响健康，桥本甲状腺炎就是其中一个重要疾病表现形式。

但遗憾的是，与甲亢、甲减不同，对于这种自身免疫系统疾病，现代医学似乎并没有什么好的方法和对策，不过，近年来在研究的不断深入中发现，与盲目补

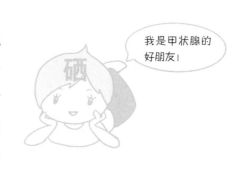

我是甲状腺的好朋友！

碘所造成的内分泌失调、甲状腺功能异常相比，"硒"的力量正逐渐崭露头角。

硒是一种非金属化学原料，在人体内起着平衡氧化还原氛围的作用，多项研究表明这一不起眼的微量元素有着提高人体免疫力的神奇作用，中国有超过70%的地区处于缺硒状态，硒元素的缺乏与内分泌代谢疾病有着不容忽视的关联，尤其是对于桥本甲状腺炎的患者，适当补充硒元素有利于免疫系统的稳定，对由于疾病的进展而对甲状腺功能造成的损害有着一定的阻遏作用。

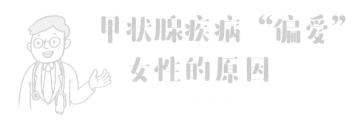

甲状腺疾病"偏爱"女性的原因

无论是甲亢、甲减还是甲状腺结节，在对甲状腺疾病了解的过程中不难发现，甲状腺疾病难免有些"重女轻男"。据了解，目前甲状腺疾病发病率男女比为1：（4～6），女性的发病率远远高于男性，且多集中在20～40岁的女性。为什么会有这么明显的不公平现象呢？

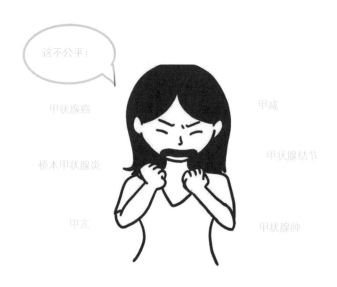

这与甲状腺所承担的生理功能密切相关，甲状腺是人体重要的内分泌器官，承担着摄碘和储碘的任务，同时分泌人体中所必需的甲状腺激素。而女性较男性自身分泌的雌激素、孕激素更多，这些能让女性保持青春美丽、繁育生命的激素很可能参与了甲状腺疾病的发生发展。20～40岁的女性正值激素分泌的高峰时期，这就不难解释患有甲状腺疾病的女性为何集中在这一年龄段。同时，从中医的角度来看，由于女性体质多虚多瘀，且女性的性格更加敏感细腻，容易忧思抑郁，这就更助长了甲状腺疾病的发生和进展，因此，甲状腺疾病不可避免地更加"偏爱"女性。

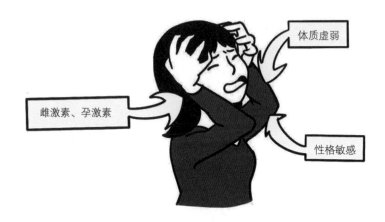

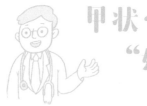

甲状旁腺是甲状腺的
"好邻居"

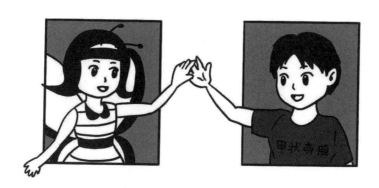

　　甲状旁腺与甲状腺是对好邻居,它们都位于颈部,恰好在甲状软骨(即喉结)的下方。甲状旁腺由四个腺体组成,每个小如一颗豌豆,位于甲状腺后面,深埋于甲状腺内。

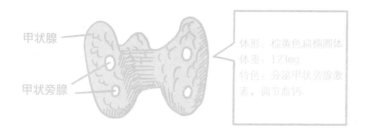

甲状腺

甲状旁腺

体形:棕黄色扁椭圆体
体重:123mg
特色:分泌甲状旁腺激素,调节血钙。

　　大家通常会误以为甲状旁腺是甲状腺的一部分,从而忽视甲状旁腺的存在,其实不然,甲状旁腺和甲状腺是两种独立的内分泌腺,有完全不同的功能。其分泌的甲状旁腺激素与降钙素和维生素D共同起作用,调节血液的含钙量。甲状旁腺激素在稳定血钙量方面所起的重要作用，主要是使骨钙释出入血，再由肾排出进行调节血钙平衡，故甲状旁腺的靶器官是骨与肾。分泌不足时可引起血钙下降，出现手足搐搦症；功能亢进时则引起骨质过度吸收，容易发生骨折。

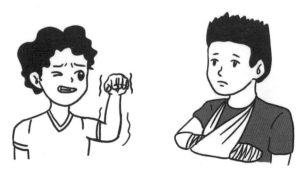

无明显原因经常出现手足搐搦或骨折，应考虑是否与甲状旁腺功能失调有关

由于甲状旁腺与甲状腺的位置相近，所以当进行甲状腺手术时也可能导致甲状旁腺的损伤，甲状旁腺功能减退症是甲状腺术后最重要的并发症之一。甲状旁腺功能减退可引起低钙血症，其临床表现主要是口角麻木、手足搐搦、肌肉疼痛和肌无力、面肌抽搐、眩晕、易激惹、喉痉挛、胸痛及心律失常等改变。如果术中原位保留的甲状旁腺少于2个就有可能出现永久性的甲状旁腺功能减退。因此，甲状腺术中保护甲状旁腺及其血供显得尤为重要。

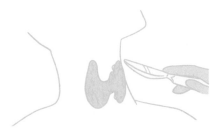

行甲状腺切除术时，注意保护甲状旁腺

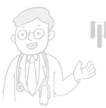

甲状腺疾病手术需谨慎

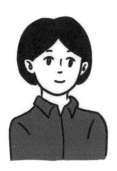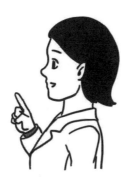

做手术要谨慎！

　　"得了甲状腺结节也不怕，做个手术切掉就行了。"这样的做法是不可取的，毕竟是需要动刀的，还是不要太"佛系"了，谨慎点总是没错的。

　　（1）在医生的指导下，通过诊断，良性大结节和恶性结节才需要手术治疗。良性结节可以择期进行手术，恶性结节即甲状腺癌在完善术前检查后尽快完成手术。

　　（2）选择适宜的手术方式。常规的手术方式有两种：开放手术和微创美容手术。顾名思义，开放手术会在颈部下方开口，留下一道瘢痕，术中淋巴结清扫较完整，不容易遗漏，减少术后复发的概率。而微创手术不在颈部开口，对患者的外观影响小，但微创手术有其局限性（适用于非常早期的甲状腺癌病例和有美容需求的患者）。

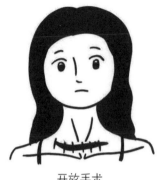

开放手术

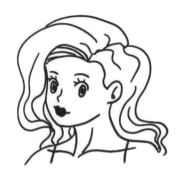

微创美容手术

（3）确定手术切除范围，是甲状腺全切除还是单侧叶及峡部切除，通过以下几项可以确定。①肿瘤大小。②肿瘤是否突破甲状腺包膜。③单发还是多发病灶。④是否有淋巴结转移。⑤甲状腺癌家族史和童年头颈部放射史。

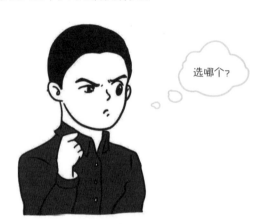

选哪个？

凡事有利就有弊，手术治疗也是如此，同时存在着一些术后并发症，如声音改变、低钙血症、终身服用甲状腺激素、迟发性出血、呼吸困难和窒息等。所以最后还需要提醒大家，选择手术治疗时，要进行充分评估，谨慎行之。

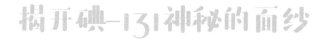

揭开碘-131神秘的面纱

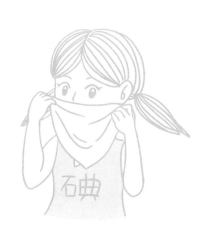

对于碘，大家都不陌生，常见于加碘盐、海产品等食物中。那碘-131又是什么？

碘-131是元素碘的一种放射性同位素，为人工放射性核素（核裂变产物），半衰期（核素衰变到一半剂量时所用的时间）为8.3天。正常情况下自然界不会存在碘-131的，碘-131是β衰变核素，发射β射线（99%）和γ射线（1%）。β射线用于治疗疾病，而γ射线用于单光子发射计算机断层成像术（SPECT）显像，是少有的既可诊断疾病又可治疗疾病的核素，是成人甲亢、分化型甲状腺癌术后治疗的首选药物。

核素？大家一听到"核素"一词莫名产生恐惧。其实，用于医学诊断和治疗的核素碘-131是非常安全的。由于碘-131能被高度选择性摄取（碘-131几乎只被甲状腺所摄取）和浓聚于甲状腺组织内，且碘-131发射的β射线最大射程仅为3.63mm，所以β射线对甲状腺的治疗作用强，而对甲状腺周围组织及其他器官的影响极小，所以碘-131治疗甲亢是一种非常有效且安全的方法（俗称"不流血的手术"）。

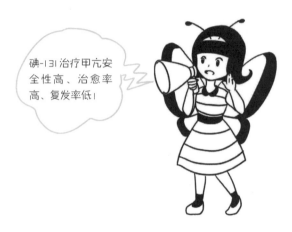

碘-131治疗甲亢安全性高、治愈率高、复发率低！

甲亢治疗剂量的碘-131对生殖器官的影响仅相当于一次放射科不孕症输卵管碘油造影检查时X射线对人体的辐射剂量。可见碘-131治疗甲亢对于年轻妇女的结婚生育无影响。无论从理论上，还是从实践上都证明：碘-131治疗甲亢是一种十分安全的治疗方法。

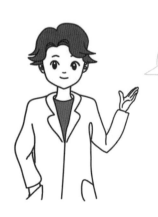

温馨提示：不管用哪种方法治疗，在医生的指导下进行选择才是最佳方案哟！

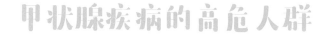

甲状腺疾病的高危人群

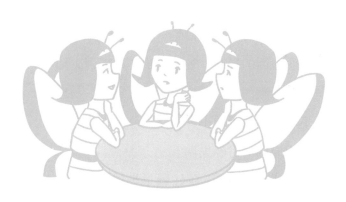

甲状腺疾病的发病率近年来有逐年增加的趋势，人群发病率超过5%，尤其在青壮年人群和育龄期妇女中甲状腺疾病的发病率明显增高，甲状腺功能异常与许多疾病密切相关，如心血管事件、骨质疏松、生育障碍、消化功能紊乱等。我们普遍知道，女性较男性更容易得甲状腺疾病，怀孕和分娩后的女性更为常见。男性、儿童和青少年同样也可能会得甲状腺疾病。

那么，还有哪些人容易得甲状腺疾病呢？

（1）有甲状腺疾病家族史者。

（2）患有1型糖尿病或其他自身免疫性疾病者。

（3）年龄超过50岁者，或绝经后的女性。

（4）曾经接受过甲状腺手术者。

（5）患有唐氏综合征或特纳综合征者。

（6）曾经接受过放射性碘治疗者。

（7）颈部曾经接受过大剂量X线或放射治疗者。

（8）白种人或亚洲人的得病风险比其他人种高。

当有以下症状时，请及时到医院就诊：

（1）不明原因的心率失常。

（2）不明原因的腹泻、便秘。

（3）不明原因的多汗、怕热、手抖等。

（4）不明原因的畏寒、贫血、嗜睡、懒言少动等。

（5）不明原因的失眠、烦躁、脾气急躁、易怒等。

（6）不明原因的不孕不育。

（7）不明原因的月经失调。

（8）妊娠期妇女应该在妊娠早期进行常规的甲状腺功能检测。

（9）儿童出现多动等症状时需首先排除甲状腺功能异常。

（10）成人疑诊抑郁症时，需首先排除甲状腺功能异常。